한자능력검정예상기출문제 수록

한자능력 검정시험

7·8급

배영사

한자능력 검정시험 7·8급

엮은이 편집부
펴낸이 김진남
펴낸곳 배영사

등 록 제2017-000003호
주 소 경기도 고양시 일산서구 구산동 1-1
전 화 031-924-0479
팩 스 031-921-0442
이메일 baeyoungsa3467@naver.com

ISBN 979-11-960665-1-2 (03510)
잘못 만들어진 책은 바꾸어 드립니다.

정가 9,000원

머리말

우리의 문화와 역사는 오랫동안 한자 문화권에서 발달해 왔기 때문에 한자를 모르고는 우리의 문화를 제대로 이해할 수 없는 것이 사실입니다.

그것은 우리가 사용하는 낱말의 많은 부분이 한자어로 이루어졌기 때문입니다. 따라서 한자는 낱말의 뜻을 명확히 밝혀주는 중요한 구실을 합니다.

일상생활이나 교과 학습에서 낱말의 뜻을 정확히 안다는 것은 매우 중요한 일입니다. 한자를 알면 일단 낱말의 뜻을 정확하고 쉽게 파악할 수 있으므로 전반적인 학습에 크게 도움이 됩니다.

이 책은 한자능력검정시험에 응시하고자 하는 분들에게 한자를 보다 쉽고 효율적으로 공부할 수 있도록 급수별로 분리하였고, 한글세대에게 익숙한 가나다순으로 배열하였으며, 각 글자마다 예시 단어를 많이 실어 한자의 활용에 대해 정확하게 이해할 수 있게 하였습니다.

훈음쓰기에서는 새로 습득한 한자를 다시 한 번 익힐 수 있게 하였고, 독음쓰기에서는 예시 단어를 확실히 배우고 넘어가게 하고 연관된 한자를 지루하지 않도록 배열하여 자연적으로 습득이 되도록 하였습니다. 일상생활에서 자주 접하게 되는 사자성어 및 출제 예상 문제를 수록하여 실전에 대비하게 하였습니다.

아무쪼록 이 책으로 공부하시는 독자 여러분에게 커다란 성과가 있기를 기원합니다.

엮은이

배정한자 읽고 넘어가기

1장

7, 8급

가	家 집 가	歌 노래 가	間 사이 간	江 강 강	工 장인 공	空 빌 공	校 학교 교	敎 가르칠 교
九 아홉 구	口 입 구	國 나라 국	軍 군사 군	金 쇠 금	氣 기운 기	記 기록할 기	旗 깃발 기	나
男 사내 남	南 남녘 남	內 안 내	女 계집 녀	年 해 년	農 농사 농	다	答 대답 답	大 큰 대
道 길 도	冬 겨울 동	同 한가지 동	東 동녘 동	洞 마을 동	動 움직일 동	登 오를 등	라	來 올 래
力 힘 력	老 늙을 로	六 여섯 륙	里 마을 리	林 수풀 림	立 설 립	마	萬 일만 만	每 매양 매
面 얼굴 면	名 이름 명	命 목숨 명	母 어미 모	木 나무 목	文 글월 문	門 문 문	問 물을 문	物 만물 물
民 백성 민	바	方 모 방	白 흰 백	百 일백 백	父 아비 부	夫 지아비 부	北 북녘 북	不 아니 불
사	四 넉 사	事 일 사	山 뫼 산	算 셈할 산	三 석 삼	上 위 상	色 빛 색	生 날 생
西 서녘 서	夕 저녁 석	先 먼저 선	姓 성씨 성	世 인간 세	小 작을 소	少 적을 소	所 장소 소	水 물 수

手 손 수	數 셈할 수	市 시가 시	時 때 시	食 밥 식	植 심을 식	室 집 실	心 마음 심	十 열 십
아	安 편안할 안	語 말씀 어	然 그러할 연	五 다섯 오	午 낮 오	王 임금 왕	外 바깥 외	右 오른쪽 우
月 달 월	有 있을 유	育 기를 육	邑 고을 읍	二 두 이	人 사람 인	一 한 일	日 날 일	入 들 입
자	子 아들 자	自 스스로 자	字 글자 자	長 길 장	場 마당 장	全 온전할 전	前 앞 전	電 번개 전
正 바를 정	弟 아우 제	祖 조상 조	足 발 족	左 왼 좌	主 주인 주	住 집 주	中 가운데 중	重 무거울 중
地 땅 지	紙 종이 지	直 곧을 직	차	車 수레 차	川 내 천	千 일천 천	天 하늘 천	青 푸를 청
草 풀 초	寸 마디 촌	村 마을 촌	秋 가을 추	春 봄 춘	出 날 출	七 일곱 칠	타/파	土 흙 토
八 여덟 팔	便 편할 편	平 평평할 평	하	下 아래 하	夏 여름 하	學 배울 학	漢 한수 한	韓 나라 한
海 바다 해	兄 맏 형	火 불 화	花 꽃 화	話 말씀 화	活 살 활	孝 효도 효	後 뒤 후	休 쉴 휴

배정한자 150자 익히기

2장 읽고, 쓰기

家

집 가

宀(갓머리) 총 10획

家口(가구) 家門(가문) 家長(가장) 家庭(가정) 家族(가족) 家訓(가훈)
家計簿(가계부) 家父長(가부장) 家庭的(가정적) 家政學(가정학)
家事勞動(가사노동) 家電製品(가전제품) 家庭敎育(가정교육)

家 집 가

歌

노래 가

欠(하품 흠) 총 14획

歌曲(가곡) 歌劇(가극) 歌舞(가무) 歌手(가수) 歌謠(가요) 歌唱(가창)
歌舞宴(가무연)
高聲放歌(고성방가)

歌 노래 가

間

사이 간

門(문 문) 총 12획

間斷(간단) 間選(간선) 間食(간식) 間接(간접) 間紙(간지) 間或(간혹)
間接費(간접비) 間接稅(간접세)
間接選擧(간접선거)

間 사이 간

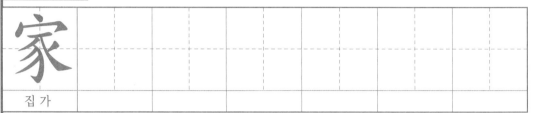

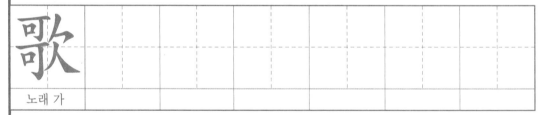

江	江南(강남) 江邊(강변) 江北(강북) 江山(강산) 江村(강촌) 江湖(강호) 江南北(강남북) 江心水(강심수) 江邊道路(강변도로)
강 강	
水(물 수) 총 6획	江江江江江江

江							
강 강							

車	車馬費(거마비) 車載斗量(거재두량)
수레 거	
車(수레 거) 총 7획	車車車車車車車

車							
수레 거							

工	工具(공구) 工團(공단) 工夫(공부) 工事(공사) 工作(공작) 工場(공장) 工事場(공사장) 工產品(공산품) 工藝品(공예품) 工場長(공장장) 工科大學(공과대학) 工業團地(공업단지)
장인 공	
工(장인 공) 총 3획	工工工

工							
장인 공							

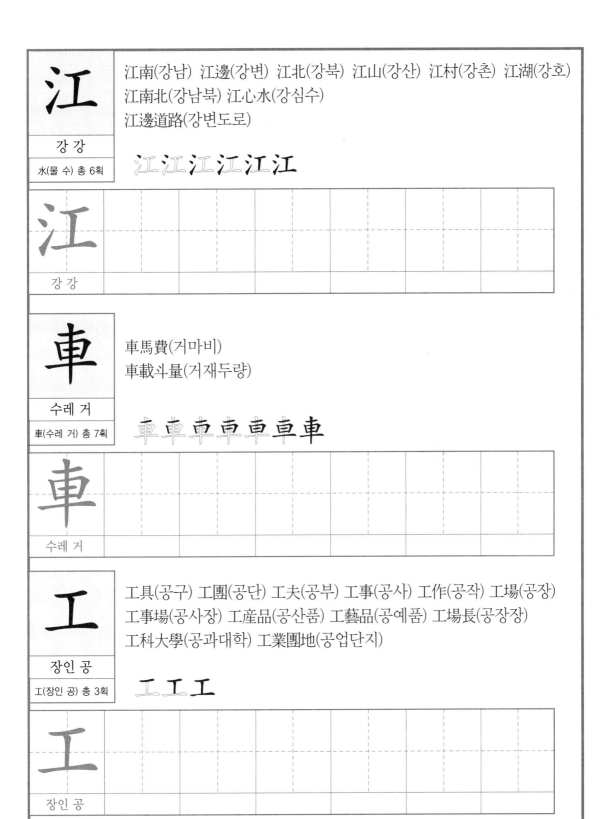

空

빌 공

穴(구멍 혈) 총 8획

空氣(공기) 空軍(공군) 空白(공백) 空想(공상) 空中(공중) 空港(공항)
空氣銃(공기총) 空洞化(공동화) 空冷式(공랭식) 空中戰(공중전)
空中分解(공중분해) 空手來空手去(공수래공수거)

空空空空空空空空

空

빌 공

校

학교 교

木(나무 목) 총 10획

校歌(교가) 校旗(교기) 校內(교내) 校名(교명) 校門(교문) 校長(교장)
校外生(교외생) 校訂本(교정본)
校外敎育(교외교육)

校校校校校校校校校校

校

학교 교

敎

가르칠 교

攵(등글월 문) 총 11획

敎大(교대) 敎生(교생) 敎室(교실) 敎育(교육) 敎人(교인) 敎場(교장)
敎科書(교과서) 敎務室(교무실) 敎育家(교육가) 敎育監(교육감)
敎務主任(교무주임) 敎育大學(교육대학) 敎育漢字(교육한자)

敎敎敎敎敎敎敎敎敎敎敎

敎

가르칠 교

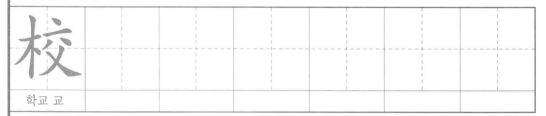

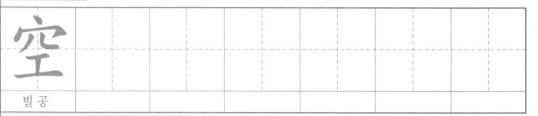

九

아홉 구

乙(새 을) 총 2획

九穀(구곡) 九氣(구기) 九月(구월) 九日(구일) 九天(구천) 九寸(구촌)
九官鳥(구관조) 九九法(구구법) 九折草(구절초) 九折坂(구절판)
九曲肝腸(구곡간장) 九死一生(구사일생) 九牛一毛(구우일모)

九

아홉 구

口

입 구

口(입 구) 총 3획

口令(구령) 口文(구문) 口味(구미) 口辯(구변) 口臭(구취) 口話(구화)
口頭禪(구두선) 口上書(구상서) 口舌數(구설수) 口語文(구어문)
口腔衛生(구강위생) 口蓋音化(구개음화) 口演童話(구연동화)

口

입 구

國

나라 국

口(큰입 구) 총 11획

國家(국가) 國軍(국군) 國道(국도) 國力(국력) 國立(국립) 國民(국민)
國境線(국경선) 國內外(국내외) 國民性(국민성) 國有林(국유림)
國民教育(국민교육) 國土防衛(국토방위) 國會議員(국회의원)

國

나라 국

軍	軍歌(군가) 軍犬(군견) 軍旗(군기) 軍服(군복) 軍人(군인) 軍靴(군화) 軍糧米(군량미) 軍事力(군사력) 軍樂隊(군악대) 軍用機(군용기) 軍備縮小(군비축소) 軍事大國(군사대국) 軍事教育(군사교육)
군사 군	
車(수레 거) 총 9획	軍軍軍軍軍軍軍軍軍

軍						
군사 군						

金	金庫(금고) 金鑛(금광) 金賞(금상) 金言(금언) 金塔(금탑) 金品(금품) 金剛山(금강산) 金文字(금문자) 金曜日(금요일) 金銀銅(금은동) 金科玉條(금과옥조) 金管樂器(금관악기) 金利政策(금리정책)
쇠 금	
金(쇠 금) 총 8획	金金金金金金金金

金						
쇠 금						

氣	氣球(기구) 氣道(기도) 氣力(기력) 氣分(기분) 氣色(기색) 氣溫(기온) 氣管支(기관지) 氣象廳(기상청) 氣體候(기체후) 氣高萬丈(기고만장) 氣骨壯大(기골장대) 氣象觀測(기상관측)
기운 기	
气(기운 기) 총 10획	氣氣氣氣氣氣氣氣氣氣

氣						
기운 기						

記

기록할 기

言(말씀 언) 총 10획

記錄(기록) 記事(기사) 記述(기술) 記入(기입) 記帳(기장) 記號(기호)
記名式(기명식) 記事文(기사문) 記者室(기자실) 記票所(기표소)
記名捺印(기명날인) 記憶喪失(기억상실) 記秒時計(기초시계)

記

기록할 기

旗

깃발 기

方(모 방) 총 14획

旗手(기수) 旗章(기장) 旗幟(기치) 旗艦(기함)
萬國旗(만국기)

旗

깃발 기

男

사내 남

田(밭 전) 총 7획

男女(남녀) 男妹(남매) 男性(남성) 男優(남우) 男子(남자) 男便(남편)
男同生(남동생) 男寺黨(남사당) 男學校(남학교) 男學生(남학생)
南男北女(남남북녀) 男女老少(남녀노소) 男負女戴(남부여대)

男

사내 남

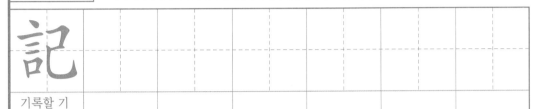

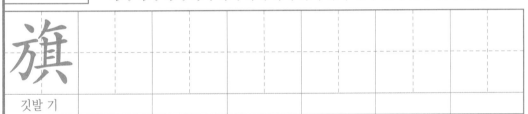

南

남녘 남

十(열 십) 총 9획

南北(남북) 南山(남산) 南村(남촌) 南下(남하) 南韓(남한) 南向(남향)
南大門(남대문) 南半球(남반구) 南北韓(남북한) 南海岸(남해안)
南柯一夢(남가일몽) 南男北女(남남북녀) 南大門入納(남대문입납)

南 南 南 南 南 南 南 南 南

南 남녘 남

内

안 내

入(들 입) 총 4획

内科(내과) 内陸(내륙) 内面(내면) 内室(내실) 内心(내심) 内海(내해)
内國人(내국인) 内野手(내야수) 内認可(내인가)
内憂外患(내우외환) 内柔外剛(내유외강) 内政干涉(내정간섭)

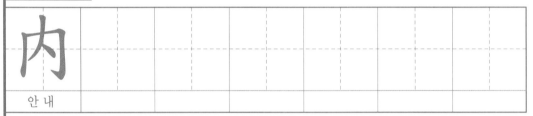

内 内 内 内

内 안 내

女

계집 녀

女(계집 녀) 총 3획

女工(여공) 女軍(여군) 女僧(여승) 女王(여왕) 女人(여인) 女子(여자)
女同生(여동생) 女先生(여선생) 女丈夫(여장부) 女學生(여학생)
女事務員(여사무원) 女主人公(여주인공) 女中豪傑(여중호걸)

女 女 女

女 계집 녀

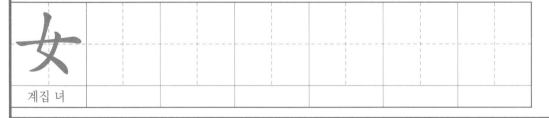

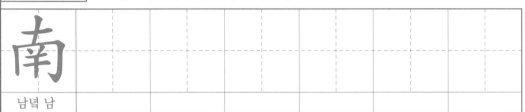

年

해 년

干(방패 간) 총 6획

年間(연간) 年金(연금) 年來(연래) 年老(연로) 年中(연중) 年下(연하)
年頭辭(연두사) 年少者(연소자) 年長者(연장자) 年賀狀(연하장)
年月日時(연월일시)

年年年年年年

年

해 년

農

농사 농

辰(별 진) 총 13획

農夫(농부) 農事(농사) 農場(농장) 農地(농지) 農村(농촌) 農土(농토)
農夫歌(농부가) 農産物(농산물) 農漁民(농어민) 農作物(농작물)
農民文學(농민문학) 農水産物(농수산물) 農者天下之大本(농자천하지대본)

農農農農農農農農農農農農農

農

농사 농

答

대답 답

竹(대 죽) 총 12획

答禮(답례) 答訪(답방) 答辯(답변) 答辭(답사) 答信(답신) 答狀(답장)
答案紙(답안지) 答辯書(답변서) 答申書(답신서)
東問西答(동문서답)

答答答答答答答答答答答答

答

대답 답

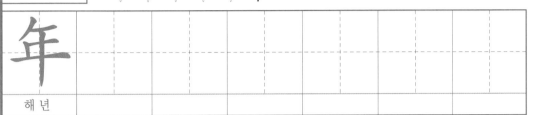

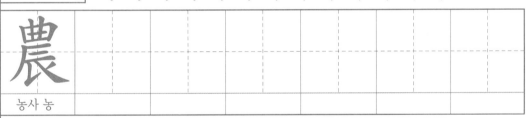

大	大國(대국) 大軍(대군) 大門(대문) 大地(대지) 大學(대학) 大海(대해) 大農家(대농가) 大文字(대문자) 大食家(대식가) 大自然(대자연) 大驚失色(대경실색) 大同小異(대동소이) 大韓民國(대한민국)
큰 대	
大(큰 대) 총 3획	大大大

大							
큰 대							

道	道路(도로) 道理(도리) 道民(도민) 道術(도술) 道場(도장) 道廳(도청) 道德性(도덕성) 道德的(도덕적) 道路網(도로망) 道德教育(도덕교육) 道德君子(도덕군자)
길 도	
辶(책받침) 총 13획	道道道道道道道道道道道道道

道							
길 도							

冬	冬季(동계) 冬期(동기) 冬眠(동면) 冬柏(동백) 冬服(동복) 冬寒(동한) 冬節期(동절기) 嚴冬雪寒(엄동설한)
겨울 동	
冫(이 수) 총 5획	冬冬冬冬冬

冬							
겨울 동							

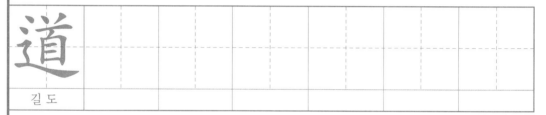

同

한가지 동

口(입 구) 총 6획

同感(동감) 同甲(동갑) 同名(동명) 同生(동생) 同時(동시) 同一(동일)
同氣間(동기간) 同夫人(동부인) 同心圓(동심원) 同好人(동호인)
同價紅裳(동가홍상) 同苦同樂(동고동락) 同名異人(동명이인)

同同同同同同

同

한가지 동

東

동녘 동

木(나무 목) 총 8획

東京(동경) 東歐(동구) 東國(동국) 東洋(동양) 東夷(동이) 東海(동해)
東南亞(동남아) 東西洋(동서양) 東大門(동대문) 東海岸(동해안)
東問西答(동문서답) 東奔西走(동분서주) 東西古今(동서고금)

東東東東東東東東

東

동녘 동

洞

마을 동

水(물 수) 총 9획

洞口(동구) 洞窟(동굴) 洞里(동리) 洞民(동민) 洞長(동장)
空洞化(공동화)
華燭洞房(화촉동방)

洞洞洞洞洞洞洞洞洞

洞

마을 동

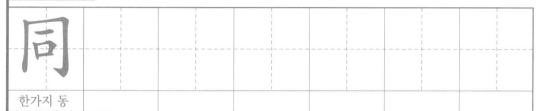

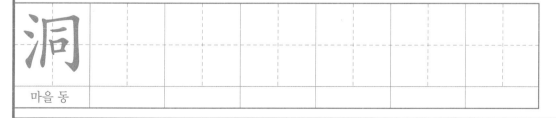

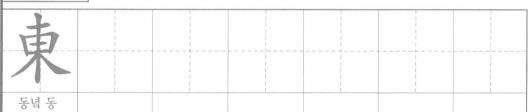

動

움직일 동

力(힘 력) 총 11획

動亂(동란) 動力(동력) 動物(동물) 動搖(동요) 動作(동작) 動體(동체)
動物學(동물학) 動植物(동식물) 動資部(동자부)
動脈硬化(동맥경화)

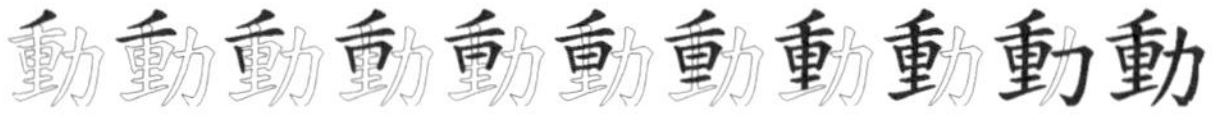

動 움직일 동

登

오를 등

癶(걸을 발) 총 12획

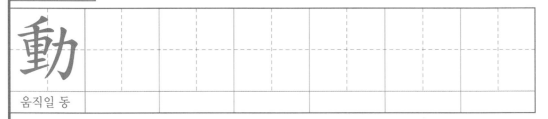

登校(등교) 登記(등기) 登壇(등단) 登錄(등록) 登山(등산) 登場(등장)
登山家(등산가) 登記所(등기소) 登龍門(등용문)
登高自卑(등고자비) 登記郵便(등기우편) 登場人物(등장인물)

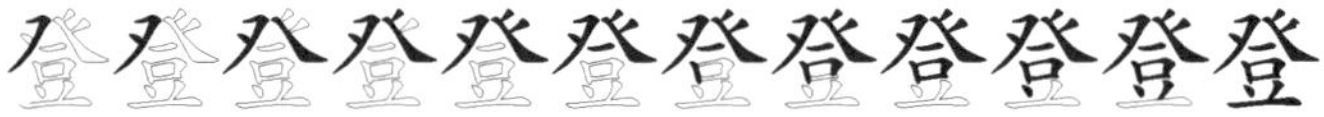

登 오를 등

來

올 래

人(사람 인) 총 8획

來年(내년) 來歷(내력) 來訪(내방) 來賓(내빈) 來世(내세) 來日(내일)
來明年(내명년)
公正去來(공정거래)

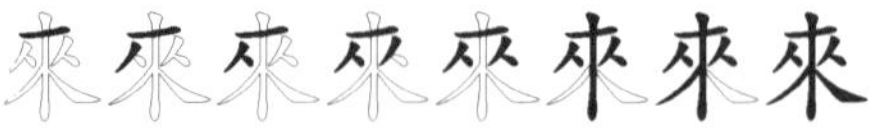

來 올 래

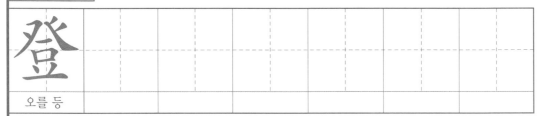

力

힘 력

力(힘 력) 총 2획

力道(역도) 力量(역량) 力作(역작) 力戰(역전) 力走(역주) 力鬪(역투)
力不足(역부족) 力不及(역불급)
務實力行(무실역행)

力 力

力						
힘 력						

老

늙을 로

老(늙을 로) 총 6획

老氣(노기) 老母(노모) 老木(노목) 老人(노인) 老兄(노형) 老後(노후)
老父母(노부모) 老弱者(노약자) 老益壯(노익장) 老婆心(노파심)
老馬之智(노마지지) 老少同樂(노소동락)

老 老 老 老 老 老

老						
늙을 로						

六

여섯 륙

八(여덟 팔) 총 4획

六經(육경) 六禮(육례) 六味(육미) 六旬(육순) 六寸(육촌) 六親(육친)
六大洲(육대주) 六面體(육면체)
六十甲子(육십갑자)

六 六 六 六

六						
여섯 륙						

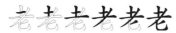

里	里數(이수) 里長(이장) 三千里(삼천리) 明沙十里(명사십리)
마을 리	
里(마을 리) 총 7획	里里里里里里里

里						
마을 리						

林	林野(임야) 林業(임업) 國有林(국유림) 竹林七賢(죽림칠현)
수풀 림	
木(나무 목) 총 8획	林林林林林林林林

林						
수풀 림						

立	立件(입건) 立國(입국) 立冬(입동) 立法(입법) 立地(입지) 立秋(입추) 立看板(입간판) 立候補(입후보) 立身揚名(입신양명) 立錐之地(입추지지) 立春大吉(입춘대길)
설 립	
立(설 립) 총 5획	立立立立立

立						
설 립						

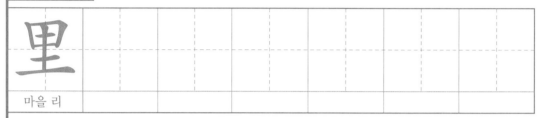

萬	萬年(만년) 萬物(만물) 萬古(만고) 萬事(만사) 萬世(만세) 萬人(만인) 萬國旗(만국기) 萬百姓(만백성) 萬壽香(만수향) 萬頃蒼波(만경창파) 萬古不變(만고불변) 萬病通治(만병통치)
일만 만	
艸(풀 초) 총 13획	萬萬萬萬萬萬萬萬萬萬萬萬萬

萬

일만 만

每	每年(매년) 每番(매번) 每事(매사) 每月(매월) 每日(매일) 每回(매회) 每時間(매시간)
매양 매	
毋(말 무) 총 7획	每每每每每每每

每

매양 매

面	面談(면담) 面上(면상) 面長(면장) 面前(면전) 面紙(면지) 面會(면회) 面刀器(면도기) 面會室(면회실) 面事務所(면사무소) 面帳牛皮(면장우피) 面從腹背(면종복배)
얼굴 면	
面(얼굴 면) 총 9획	面面面面面面面面面

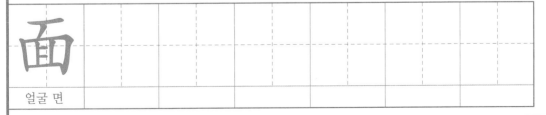

面

얼굴 면

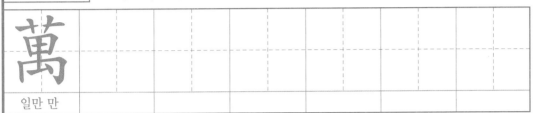

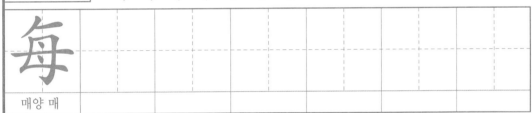

名

이름 명

口(입 구) 총 6획

名家(명가) 名曲(명곡) 名答(명답) 名物(명물) 名山(명산) 名色(명색)
名歌手(명가수) 名門家(명문가) 名射手(명사수) 名産品(명산품)
名家子弟(명가자제) 名門巨族(명문거족) 名山大刹(명산대찰)

名 名 名 名 名 名

名

이름 명

命

목숨 명

口(입 구) 총 8획

命令(명령) 命脈(명맥) 命名(명명) 命題(명제) 命中(명중)
命名式(명명식)
命在頃刻(명재경각)

命 命 命 命 命 命 命 命

命

목숨 명

母

어미 모

毋(말 무) 총 5획

母系(모계) 母校(모교) 母國(모국) 母女(모녀) 母乳(모유) 母子(모자)
母性愛(모성애)
父母兄弟(부모형제)

母 母 母 母 母

母

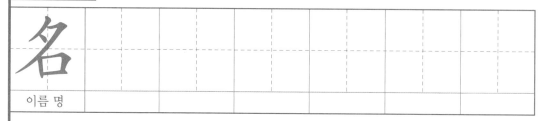

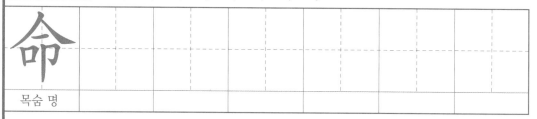

어미 모

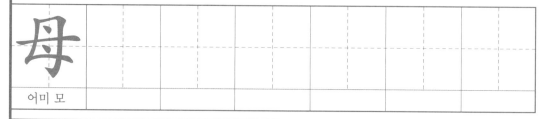

木	木刻(목각) 木工(목공) 木石(목석) 木手(목수) 木材(목재) 木花(목화) 木工所(목공소) 木曜日(목요일) 木材商(목재상) 木活字(목활자) 山川草木(산천초목)
나무 목	
木(나무 목) 총 4획	木木木木

木							
나무 목							

文	文庫(문고) 文官(문관) 文物(문물) 文人(문인) 文字(문자) 文學(문학) 文理大(문리대) 文人畵(문인화) 文化財(문화재) 文房四友(문방사우) 文學少女(문학소녀) 文學青年(문학청년)
글월 문	
文(글월 문) 총 4획	文文文文

文							
글월 문							

門	門間(문간) 門客(문객) 門閥(문벌) 門中(문중) 門牌(문패) 門下(문하) 門間房(문간방) 門外漢(문외한) 門下生(문하생) 門前成市(문전성시) 門前沃畓(문전옥답) 門戶開放(문호개방)
문 문	
門(문 문) 총 8획	門門門門門門門門

門							
문 문							

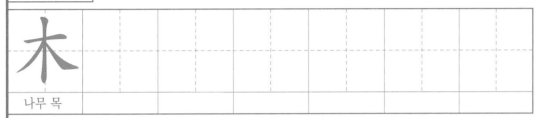

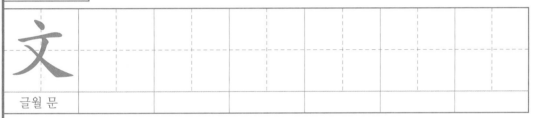

問

물을 문

口(입 구) 총 11획

問答(문답) 問病(문병) 問安(문안) 問議(문의) 問題(문제) 問責(문책)
問題化(문제화)
東問西答(동문서답)

問 問 問 問 問 問 問 問 問 問 問

問

물을 문

物

만물 물

牛(소 우) 총 8획

物件(물건) 物望(물망) 物色(물색) 物主(물주) 物體(물체) 物品(물품)
物價高(물가고) 物動量(물동량) 物理學(물리학)
物價指數(물가지수) 物物交換(물물교환) 物心兩面(물심양면)

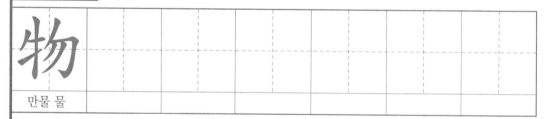

物 物 物 物 物 物 物 物

物

만물 물

民

백성 민

氏(성 씨) 총 5획

民家(민가) 民間(민간) 民官(민관) 民生(민생) 民心(민심) 民意(민의)
民間人(민간인) 民防空(민방공) 民族性(민족성) 民統線(민통선)
民族史觀(민족사관) 民族正氣(민족정기) 民主主義(민주주의)

民 民 民 民 民

民

백성 민

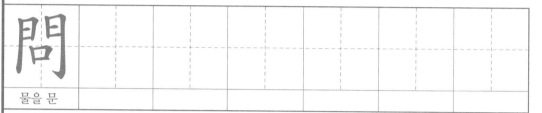

方	方今(방금) 方面(방면) 方席(방석) 方式(방식) 方便(방편) 方向(방향) 方眼紙(방안지) 方程式(방정식) 方向舵(방향타) 方長不折(방장부절)
모 방	
方(모 방) 총 4획	方方方方

方							
모 방							

北	敗北(패배)
달아날 배	
匕(비수 비) 총 5획	北北北北北

北							
달아날 배							

白	白金(백금) 白旗(백기) 白馬(백마) 白人(백인) 白土(백토) 白花(백화) 白兵戰(백병전) 白日場(백일장) 白紙化(백지화) 白花春(백화춘) 白骨難忘(백골난망) 白衣民族(백의민족) 白衣從軍(백의종군)
흰 백	
白(흰 백) 총 5획	白白白白白

白							
흰 백							

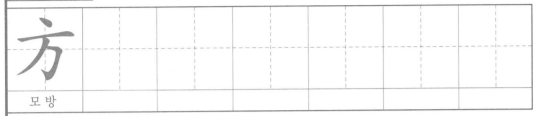

百

일백 백

白(흰 백) 총 6획

百方(백방) 百分(백분) 百姓(백성) 百獸(백수) 百出(백출) 百花(백화)
百萬弗(백만불) 百周年(백주년) 百貨店(백화점)
百科事典(백과사전) 百萬大軍(백만대군) 百發百中(백발백중)

百 百 百 百 百 百

百

일백 백

便

오줌 변

人(사람 인) 총 9획

便器(변기) 便秘(변비) 便所(변소) 便痛(변통)
洋便器(양변기)

便 便 便 便 便 便 便 便 便

便

오줌 변

不

아닌가 부

一(한 일) 총 4획

不同(부동) 不動(부동) 不實(부실) 不正(부정) 不足(부족) 不振(부진)
不道德(부도덕) 不動産(부동산) 不得不(부득불) 不自然(부자연)
不當利得(부당이득) 不正腐敗(부정부패) 不知其數(부지기수)

不 不 不 不

不

아닌가 부

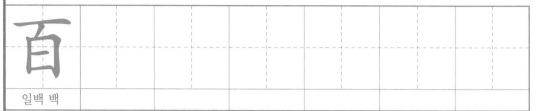

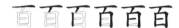

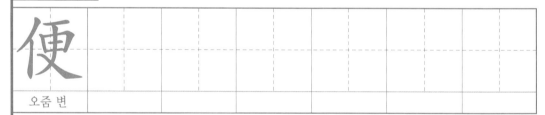

父

아비 부

父(아비 부) 총 4획

父權(부권) 父女(부녀) 父母(부모) 父子(부자) 父親(부친) 父兄(부형)
家父長(가부장)
父母兄弟(부모형제) 父子有親(부자유친) 父傳子傳(부전자전)

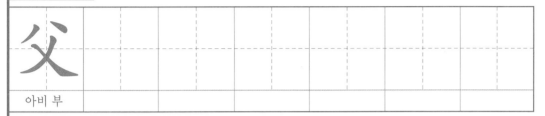

父						
아비 부						

夫

지아비 부

大(큰 대) 총 4획

夫君(부군) 夫權(부권) 夫人(부인) 夫妻(부처)
農夫歌(농부가)
夫婦有別(부부유별) 夫唱婦隨(부창부수)

夫						
지아비 부						

北

북녘 북

匕(비수 비) 총 5획

北極(북극) 北道(북도) 北門(북문) 北美(북미) 北上(북상) 北韓(북한)
北極星(북극성) 北東風(북동풍) 北半球(북반구)
北斗七星(북두칠성) 北邙山川(북망산천) 北風寒雪(북풍한설)

北						
북녘 북						

不

아니 불

一(한 일) 총 4획

不敬(불경) 不屈(불굴) 不吉(불길) 不利(불리) 不安(불안) 不便(불편)
不可能(불가능) 不世出(불세출) 不安全(불안전) 不孝子(불효자)
不可思議(불가사의) 不可抗力(불가항력) 不老長生(불로장생)

不 不 不 不

不						
아니 불						

四

넉 사

口(큰입 구) 총 5획

四季(사계) 四面(사면) 四物(사물) 四方(사방) 四足(사족) 四寸(사촌)
四角形(사각형) 四君子(사군자) 四大門(사대문) 四重奏(사중주)
四顧無親(사고무친) 四方八方(사방팔방) 四寸兄弟(사촌형제)

四 四 四 四 四

四						
넉 사						

事

일 사

亅(갈고리 궐) 총 8획

事件(사건) 事故(사고) 事物(사물) 事前(사전) 事情(사정) 事後(사후)
事務局(사무국) 事務長(사무장)
事大主義(사대주의) 事實無根(사실무근) 事必歸正(사필귀정)

事 事 事 事 事 事 事 事

事						
일 사						

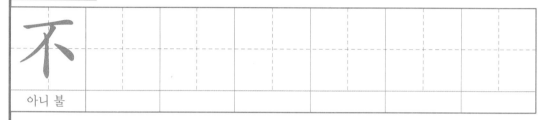

山

메 산

山(메 산) 총 3획

山林(산림) 山寺(산사) 山所(산소) 山水(산수) 山中(산중) 山地(산지)
山沙汰(산사태) 山有花(산유화) 山川魚(산천어)
山間地方(산간지방) 山川草木(산천초목) 山海珍味(산해진미)

山 山 山

山						
메 산						

算

셈할 산

竹(대 죽) 총 14획

算數(산수) 算入(산입) 算定(산정) 算出(산출) 算筒(산통)
加算稅(가산세)
豫算審議(예산심의)

算 算 算 算 算 算 算 算 算 算 算 算 算 算

算						
셈할 산						

三

석 삼

一(한 일) 총 3획

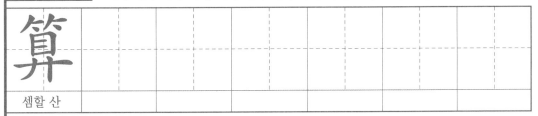

三國(삼국) 三軍(삼군) 三面(삼면) 三月(삼월) 三族(삼족) 三寸(삼촌)
三角巾(삼각건) 三多島(삼다도) 三色旗(삼색기) 三千里(삼천리)
三綱五倫(삼강오륜) 三十六計(삼십육계) 三一天下(삼일천하)

三 三 三

三						
석 삼						

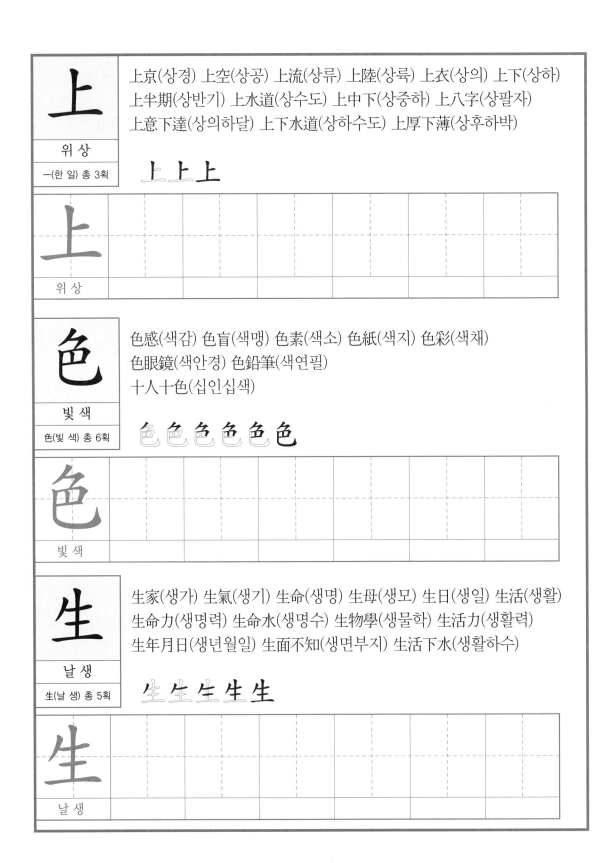

上	上京(상경) 上空(상공) 上流(상류) 上陸(상륙) 上衣(상의) 上下(상하) 上半期(상반기) 上水道(상수도) 上中下(상중하) 上八字(상팔자) 上意下達(상의하달) 上下水道(상하수도) 上厚下薄(상후하박)
위 상	
一(한 일) 총 3획	上 上 上

上						
위 상						

色	色感(색감) 色盲(색맹) 色素(색소) 色紙(색지) 色彩(색채) 色眼鏡(색안경) 色鉛筆(색연필) 十人十色(십인십색)
빛 색	
色(빛 색) 총 6획	色 色 色 色 色 色

色						
빛 색						

生	生家(생가) 生氣(생기) 生命(생명) 生母(생모) 生日(생일) 生活(생활) 生命力(생명력) 生命水(생명수) 生物學(생물학) 生活力(생활력) 生年月日(생년월일) 生面不知(생면부지) 生活下水(생활하수)
날 생	
生(날 생) 총 5획	生 生 生 生 生

生						
날 생						

西	西歐(서구) 西紀(서기) 西曆(서력) 西山(서산) 西洋(서양) 西海(서해) 西班牙(서반아) 西洋畵(서양화) 西方淨土(서방정토) 西山大師(서산대사)
서녘 서	
襾(덮을 아) 총 6획	西西西西西西

西						
서녘 서						

夕	夕刊(석간) 夕霧(석무) 夕飯(석반) 夕陽(석양) 朝夕禮佛(조석예불)
저녁 석	
夕(저녁 석) 총 3획	夕夕夕

夕						
저녁 석						

先	先決(선결) 先攻(선공) 先金(선금) 先生(선생) 先祖(선조) 先後(선후) 先覺者(선각자) 先發隊(선발대) 先入見(선입견) 先進國(선진국) 先見之明(선견지명) 先禮後學(선례후학) 先制攻擊(선제공격)
먼저 선	
儿(어진사람 인) 총 6획	先先先先先先

先						
먼저 선						

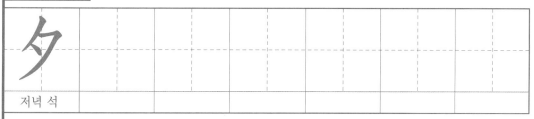

姓 성씨 성 女(계집 녀) 총 8획	姓名(성명) 姓氏(성씨) 姓銜(성함) 通姓名(통성명) 同姓同本(동성동본)

姓

성씨 성

世 인간 세 一(한 일) 총 5획	世間(세간) 世界(세계) 世代(세대) 世上(세상) 世俗(세속) 世態(세태) 世上事(세상사) 世代交替(세대교체) 世上萬事(세상만사)

世

인간 세

小 작을 소 小(작을 소) 총 3획	小鼓(소고) 小路(소로) 小說(소설) 小食(소식) 小心(소심) 小人(소인) 小規模(소규모) 小農家(소농가) 小文字(소문자) 小市民(소시민) 中小企業(중소기업)

小

작을 소

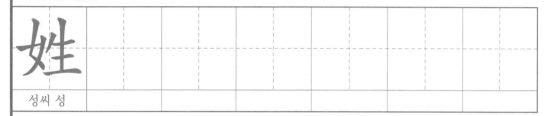

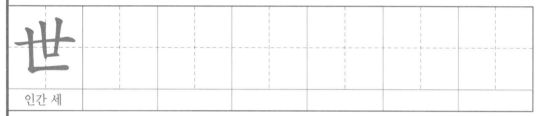

少

적을 소

小(작을 소) 총 4획

少女(소녀) 少年(소년) 少量(소량) 少數(소수) 少額(소액) 少將(소장)
少年院(소년원)
男女老少(남녀노소)

少

적을 소

所

장소 소

戶(집 호) 총 8획

所感(소감) 所望(소망) 所有(소유) 所重(소중) 所出(소출) 所行(소행)
所有物(소유물) 所有主(소유주) 所在地(소재지)
所願成就(소원성취)

所

장소 소

水

물 수

水(물 수) 총 4획

水道(수도) 水力(수력) 水面(수면) 水門(수문) 水上(수상) 水平(수평)
水口門(수구문) 水冷式(수냉식) 水洗式(수세식) 水平線(수평선)
水陸兩用(수륙양용) 水利組合(수리조합) 水魚之交(수어지교)

水

물 수

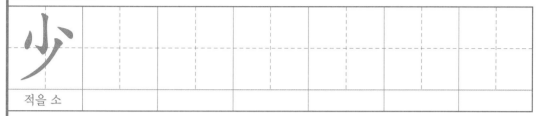

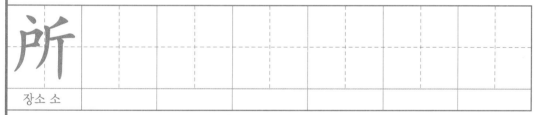

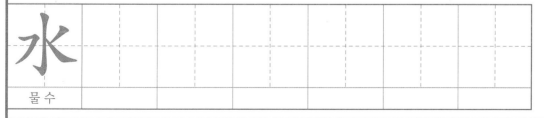

手	
손 수	手記(수기) 手動(수동) 手術(수술) 手足(수족) 手中(수중) 手話(수화) 手工業(수공업) 手不足(수부족) 手數料(수수료) 手貨物(수화물) 手不釋卷(수불석권)
手(손 수) 총 4획	手手手手

手						
손 수						

數	
셈할 수	數年(수년) 數量(수량) 數理(수리) 數萬(수만) 數千(수천) 數學(수학) 數百萬(수백만) 數學科(수학과) 數理經濟學(수리경제학)
攴(등글월 문) 총 15획	數數數數數數數數數數數數數數數

數						
셈할 수						

市	
시가 시	市內(시내) 市道(시도) 市立(시립) 市民(시민) 市場(시장) 市中(시중) 市街地(시가지) 市有地(시유지) 市邑面(시읍면) 場外市場(장외시장)
巾(수건 건) 총 5획	市市市市市

市						
시가 시						

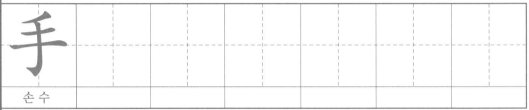

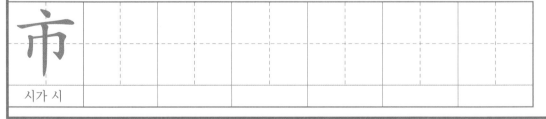

時

때 시

日(날 일) 총 10획

時刻(시각) 時間(시간) 時計(시계) 時日(시일) 時事(시사) 時速(시속)
時間表(시간표) 時空間(시공간) 時事物(시사물)
時空世界(시공세계) 時機尙早(시기상조) 時時刻刻(시시각각)

時時時時時時時時時時

時 때 시

食

밥 식

食(밥 식) 총 9획

食口(식구) 食堂(식당) 食事(식사) 食水(식수) 食品(식품) 食後(식후)
食道樂(식도락) 食料品(식료품) 食生活(식생활) 食中毒(식중독)
食事時間(식사시간) 食少事煩(식소사번) 食餌療法(식이요법)

食食食食食食食食食

食 밥 식

植

심을 식

木(나무 목) 총 12획

植木(식목) 植物(식물) 植樹(식수) 植字(식자)
植木日(식목일) 植民地(식민지)
植物人間(식물인간) 植物生態學(식물생태학)

植植植植植植植植植植植植

植 심을 식

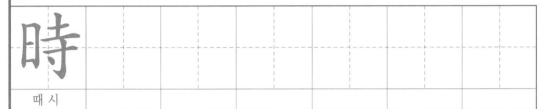

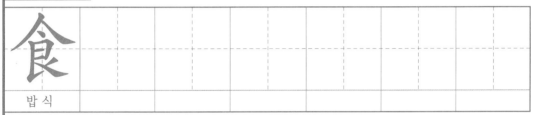

室	室內(실내) 室溫(실온) 室外(실외) 室內外(실내외) 室內靴(실내화) 溫室效果(온실효과)
집 실	
宀(갓머리) 총 9획	

室						
집 실						

心	心氣(심기) 心慮(심려) 心理(심리) 心算(심산) 心術(심술) 心中(심중) 心靈術(심령술) 心理戰(심리전) 心因性(심인성) 心電圖(심전도) 心機一轉(심기일전) 心身修練(심신수련)
마음 심	
心(마음 심) 총 4획	

心						
마음 심						

十	十干(십간) 十戒(십계) 十代(십대) 十里(십리) 十分(십분) 十指(십지) 十字架(십자가) 十長生(십장생) 十進法(십진법) 十八番(십팔번) 十匙一飯(십시일반) 十人十色(십인십색) 十中八九(십중팔구)
열 십	
十(열 십) 총 2획	

十						
열 십						

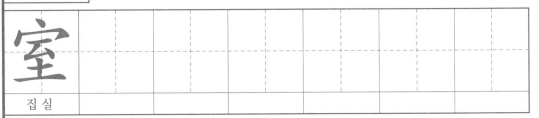

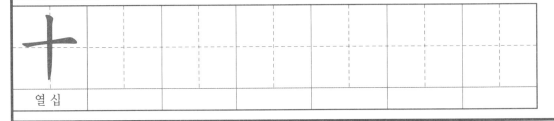

安

편안할 안

宀(갓머리) 총 6획

安寧(안녕) 安眠(안면) 安否(안부) 安心(안심) 安全(안전) 安打(안타)
安堵感(안도감) 安樂死(안락사) 安息處(안식처) 安定性(안정성)
安全敎育(안전교육) 安全保障(안전보장) 安全事故(안전사고)

安安安安安安

安

편안할 안

語

말씀 어

言(말씀 언) 총 14획

語感(어감) 語錄(어록) 語源(어원) 語套(어투) 語學(어학) 語彙(어휘)
語助辭(어조사)
語文一致(어문일치) 語不成說(어불성설)

語語語語語語語語語語語語語語

語

말씀 어

然

그러할 연

火(불 화) 총 12획

然後(연후)
大自然(대자연)
自然科學(자연과학)

然然然然然然然然然然然然

然

그러할 연

五

다섯 오

二(두 이) 총 4획

五角(오각) 五感(오감) 五氣(오기) 五福(오복) 五色(오색) 五月(오월)
五加皮(오가피) 五大洋(오대양) 五輪旗(오륜기) 五線紙(오선지)
五穀百果(오곡백과) 五里霧中(오리무중) 五色玲瓏(오색영롱)

五 五 五 五

五						
다섯 오						

午

낮 오

十(열 십) 총 4획

午睡(오수) 午前(오전) 午餐(오찬) 午後(오후)
子午線(자오선)
甲午更張(갑오경장)

午 午 午 午

午						
낮 오						

王

임금 왕

玉(구슬 옥) 총 4획

王家(왕가) 王國(왕국) 王道(왕도) 王命(왕명) 王室(왕실) 王子(왕자)
王固執(왕고집) 王世子(왕세자)
閻羅大王(염라대왕)

王 王 王 王

王						
임금 왕						

外

바깥 외

夕(저녁 석) 총 5획

外家(외가) 外科(외과) 外國(외국) 外道(외도) 外面(외면) 外出(외출)
外交官(외교관) 外國人(외국인) 外來語(외래어) 外三寸(외삼촌)
外交文書(외교문서) 外食産業(외식산업) 外人部隊(외인부대)

外 外 外 外 外

外

바깥 외

右

오른쪽 우

口(입 구) 총 5획

右傾(우경) 右腕(우완) 右前(우전) 右側(우측) 右派(우파)
右議政(우의정) 右翼手(우익수)
右往左往(우왕좌왕)

右 右 右 右 右

右

오른쪽 우

月

달 월

月(달 월) 총 4획

月刊(월간) 月間(월간) 月光(월광) 月給(월급) 月內(월내) 月出(월출)
月桂冠(월계관) 月桂樹(월계수) 月曜病(월요병)
月宮姮娥(월궁항아)

月 月 月 月

月

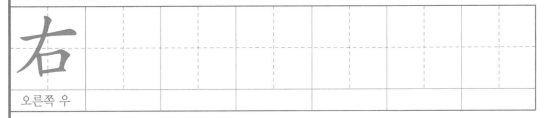

달 월

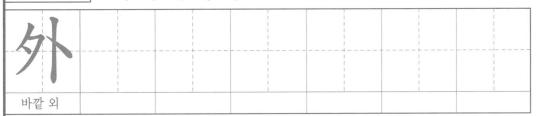

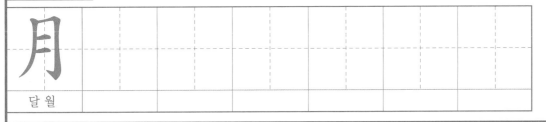

有	有感(유감) 有能(유능) 有力(유력) 有名(유명) 有意(유의) 有害(유해) 有權者(유권자) 有段者(유단자) 有夫女(유부녀) 有事時(유사시) 有口無言(유구무언) 有料道路(유료도로) 有名無實(유명무실)
있을 유	
月(달 월) 총 6획	有 有 有 有 有 有

有

있을 유

育	育苗(육묘) 育林(육림) 育成(육성) 育兒(육아) 育種(육종) 育林業(육림업) 育英事業(육영사업)
기를 육	
肉(고기 육) 총 8획	育 育 育 育 育 育 育 育

育

기를 육

邑	邑內(읍내) 邑面(읍면) 邑民(읍민) 邑長(읍장) 市邑面(시읍면)
고을 읍	
邑(고을 읍) 총 7획	邑 邑 邑 邑 邑 邑 邑

邑

고을 읍

二

두 이

二(두 이) 총 2획

二重(이중)
二等兵(이등병) 二輪車(이륜차) 二毛作(이모작) 二重唱(이중창)
二律背反(이율배반) 二重生活(이중생활) 二八青春(이팔청춘)

二 二

二						
두 이						

人

사람 인

人(사람 인) 총 2획

人家(인가) 人間(인간) 人工(인공) 人口(인구) 人氣(인기) 人命(인명)
人間事(인간사) 人工林(인공림) 人文學(인문학) 人情味(인정미)
人間工學(인간공학) 人山人海(인산인해) 人身攻擊(인신공격)

人 人

人						
사람 인						

一

한 일

一(한 일) 총 1획

一家(일가) 一同(일동) 一面(일면) 一生(일생) 一時(일시) 一行(일행)
一家見(일가견) 一代記(일대기) 一瞬間(일순간) 一平生(일평생)
一家親戚(일가친척) 一口二言(일구이언) 一問一答(일문일답)

一

一						
한 일						

日 날 일 日(날 일) 총 4획	日記(일기) 日氣(일기) 日沒(일몰) 日出(일출) 日光浴(일광욕) 日記帳(일기장) 日射病(일사병) 日用品(일용품) 日光消毒(일광소독) 日氣豫報(일기예보) 日就月將(일취월장)

日							
날 일							

入 들 입 入(들 입) 총 2획	入口(입구) 入國(입국) 入金(입금) 入門(입문) 入所(입소) 入場(입장) 入場券(입장권) 入出金(입출금) 入學金(입학금) 入學生(입학생) 入國査證(입국사증) 入札公告(입찰공고) 入學願書(입학원서)

入							
들 입							

子 아들 자 子(아들 자) 총 3획	子女(자녀) 子息(자식) 子正(자정) 子弟(자제) 字母音(자모음) 子午線(자오선) 子子孫孫(자자손손)

子							
아들 자							

自

스스로 자

自(스스로 자) 총 6획

自動(자동) 自立(자립) 自白(자백) 自生(자생) 自然(자연) 自足(자족)
自國民(자국민) 自動門(자동문) 自動車(자동차) 自然生(자연생)
自問自答(자문자답) 自生植物(자생식물) 自然科學(자연과학)

自 自 自 自 自 自

自
스스로 자

字

글자 자

子(아들 자) 총 6획

字幕(자막) 字母(자모) 字數(자수) 字源(자원) 字典(자전) 字解(자해)
金文字(금문자)
教育漢字(교육한자)

字 字 字 字 字 字

字
글자 자

長

길 장

長(길 장) 총 8획

長考(장고) 長男(장남) 長女(장녀) 長老(장로) 長文(장문) 長身(장신)
長廣舌(장광설) 長蛇陳(장사진) 長時間(장시간) 長恨夢(장한몽)
長生不死(장생불사) 長幼有序(장유유서)

長 長 長 長 長 長 長 長

長
길 장

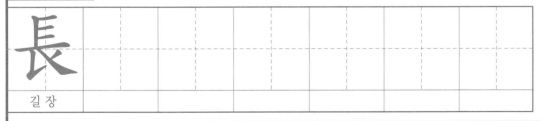

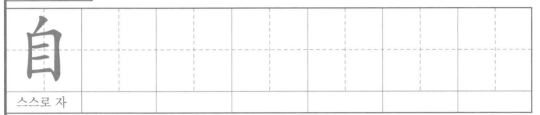

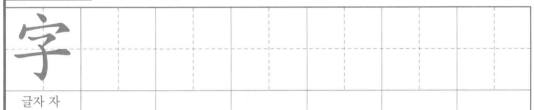

場

마당 장

土(흙 토) 총 12획

場面(장면) 場所(장소) 場外(장외)
場內外(장내외) 場打令(장타령)
場外去來(장외거래)

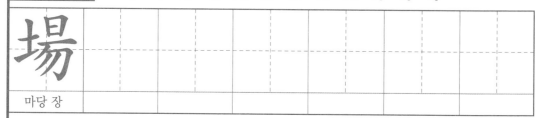

場場場場場場場場場場場場

場

마당 장

全

온전할 전

入(들 입) 총 6획

全景(전경) 全校(전교) 全國(전국) 全軍(전군) 全部(전부) 全員(전원)
全面戰(전면전) 全盛期(전성기) 全世界(전세계) 全天候(전천후)
全心全力(전심전력) 全人教育(전인교육) 全知全能(전지전능)

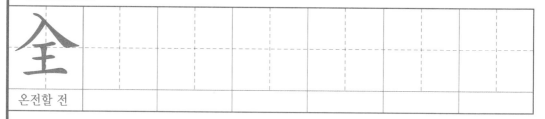

全全全全全全

全

온전할 전

前

앞 전

刀(칼 도) 총 9획

前歷(전력) 前方(전방) 前生(전생) 前任(전임) 前職(전직) 前後(전후)
前夜祭(전야제) 前照燈(전조등) 前哨戰(전초전) 前後方(전후방)
前代未聞(전대미문) 前無後無(전무후무) 前後左右(전후좌우)

前前前前前前前前前

前

앞 전

電

번개 전

雨(비 우) 총 13획

電工(전공) 電球(전구) 電氣(전기) 電力(전력) 電子(전자) 電話(전화)
電氣工(전기공) 電氣學(전기학) 電動車(전동차) 電話機(전화기)
電光石火(전광석화) 電氣工學(전기공학) 電子娛樂(전자오락)

電 電 電 電 電 電 電 電 電 電 電 電 電

電

번개 전

正

바를 정

止(그칠 지) 총 5획

正答(정답) 正面(정면) 正門(정문) 正午(정오) 正月(정월) 正字(정자)
正規軍(정규군) 正當化(정당화) 正反對(정반대) 正義感(정의감)
正當防衛(정당방위) 正面攻擊(정면공격) 正正堂堂(정정당당)

正 正 正 正 正

正

바를 정

弟

아우 제

弓(활 궁) 총 7획

弟嫂(제수) 弟氏(제씨) 弟子(제자)
兄弟間(형제간)
父母兄弟(부모형제)

弟 弟 弟 弟 弟 弟 弟

弟

아우 제

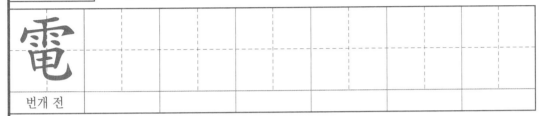

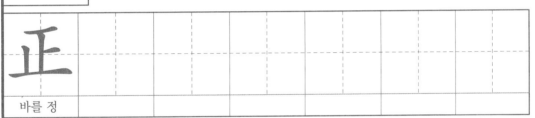

祖	祖國(조국) 祖母(조모) 祖父(조부) 祖上(조상) 祖父母(조부모)
조상 조	
示(보일 시) 총 10획	祖祖祖祖祖祖祖祖祖祖

祖 조상 조

足	足跡(족적) 手不足(수부족) 鳥足之血(조족지혈)
발 족	
足(발 족) 총 7획	足足足足足足足

足 발 족

左	左傾(좌경) 左相(좌상) 左腕(좌완) 左右(좌우) 左遷(좌천) 左右間(좌우간) 左右翼(좌우익) 左翼手(좌익수) 左中間(좌중간) 左之右之(좌지우지) 左衝右突(좌충우돌) 左側通行(좌측통행)
왼 좌	
工(장인 공) 총 5획	左左左左左

左 왼 좌

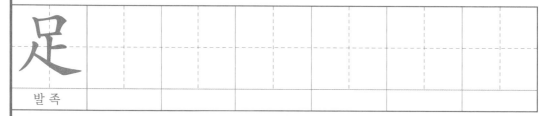

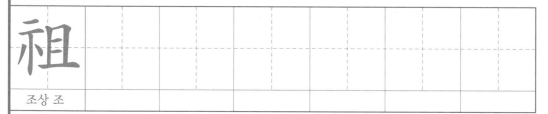

主

주인 주

丶(점 주) 총 5획

主動(주동) 主力(주력) 主文(주문) 主犯(주범) 主食(주식) 主人(주인)
主權者(주권자) 主眼點(주안점) 主人公(주인공) 主特技(주특기)
主客顚倒(주객전도) 主祈禱文(주기도문) 主日禮拜(주일예배)

主 主 主 主 主

主

주인 주

住

살 주

人(사람 인) 총 7획

住居(주거) 住民(주민) 住所(주소) 住持(주지)
住宅難(주택난)
住民登錄(주민등록) 住所不定(주소부정) 住宅團地(주택단지)

住 住 住 住 住 住 住

住

살 주

中

가운데 중

丨(뚫을 곤) 총 4획

中間(중간) 中國(중국) 中道(중도) 中立(중립) 中食(중식) 中心(중심)
中高生(중고생) 中古品(중고품) 中立國(중립국) 中學校(중학교)
中間路線(중간노선) 中繼放送(중계방송) 中小企業(중소기업)

中 中 中 中

中

가운데 중

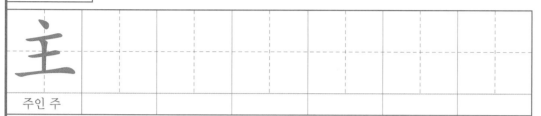

重	重大(중대) 重力(중력) 重罰(중벌) 重病(중병) 重點(중점) 重厚(중후) 重工業(중공업) 重金屬(중금속) 重大事(중대사) 重千金(중천금) 重農主義(중농주의) 重言復言(중언부언)
무거울 중	
里(마을 리) 총 9획	重重重重重重重重重

重							
무거울 중							

地	地圖(지도) 地面(지면) 地名(지명) 地方(지방) 地上(지상) 地下(지하) 地方色(지방색) 地上軍(지상군) 地下道(지하도) 地下水(지하수) 地上觀測(지상관측) 地上天國(지상천국) 地位高下(지위고하)
땅 지	
土(흙 토) 총 6획	地地地地地地

地							
땅 지							

紙	紙匣(지갑) 紙面(지면) 紙墨(지묵) 紙錢(지전) 紙質(지질) 紙幣(지폐) 紙物鋪(지물포) 紙雨傘(지우산) 紙粘土(지점토) 紙筆硯墨(지필연묵)
종이 지	
糸(실 사) 총 10획	紙紙紙紙紙紙紙紙紙紙

紙							
종이 지							

直	直角(직각) 直感(직감) 直面(직면) 直線(직선) 直前(직전) 直後(직후) 直去來(직거래) 直輸入(직수입) 直輸出(직수출) 直接稅(직접세) 直系尊屬(직계존속) 直四角形(직사각형) 直接選擧(직접선거)
곧을 직	
目(눈 목) 총 8획	直直直直直直直直

直						
곧을 직						

車	車庫(차고) 車內(차내) 車道(차도) 車線(차선) 車主(차주) 車便(차편) 車幅燈(차폭등) 途中下車(도중하차)
수레 차	
車(수레 거) 총 7획	車車車車車車車

車						
수레 차						

川	川邊(천변) 山川魚(산천어) 名山大川(명산대천)
내 천	
巛(개미허리) 총 3획	川川川

川						
내 천						

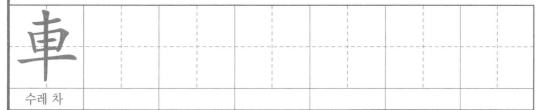

千

일천 천

十(열 십) 총 3획

千古(천고) 千年(천년) 千里(천리)
千字文(천자문) 千萬番(천만번)
千萬多幸(천만다행) 千辛萬苦(천신만고) 千差萬別(천차만별)

千 千 千

千

일천 천

天

하늘 천

大(큰 대) 총 4획

天國(천국) 天氣(천기) 天生(천생) 天心(천심) 天地(천지) 天下(천하)
天道教(천도교) 天文學(천문학) 天然林(천연림) 天然色(천연색)
天上天下(천상천하) 天下一色(천하일색)

天 天 天 天

天

하늘 천

青

푸를 청

青(푸를 청) 총 8획

青果(청과) 青旗(청기) 青年(청년) 青色(청색) 青春(청춘) 青雲(청운)
青年會(청년회) 青銅器(청동기) 青白色(청백색) 青少年(청소년)
青丘永言(청구영언) 青山流水(청산유수) 青天霹靂(청천벽력)

青 青 青 青 青 青 青 青

青

푸를 청

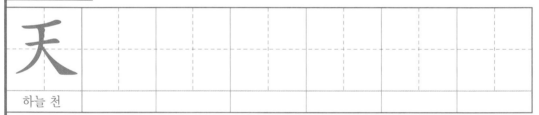

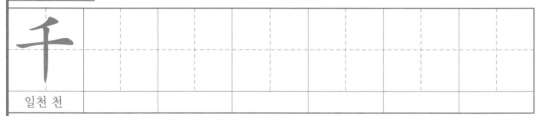

草	草家(초가) 草幕(초막) 草木(초목) 草食(초식) 草野(초야) 草地(초지) 草笠童(초립동) 草家三間(초가삼간) 草綠同色(초록동색) 草食動物(초식동물)
풀 초	
艸(풀 초) 총 10획	草草草草草草草草草草

草						
풀 초						

寸	寸刻(촌각) 寸劇(촌극) 寸數(촌수) 寸陰(촌음) 寸志(촌지) 寸評(촌평) 外三寸(외삼촌) 寸鐵殺人(촌철살인)
마디 촌	
寸(마디 촌) 총 3획	寸寸寸

寸						
마디 촌						

村	村落(촌락) 村老(촌로) 村長(촌장) 定着村(정착촌)
마을 촌	
木(나무 목) 총 7획	村村村村村村村

村						
마을 촌						

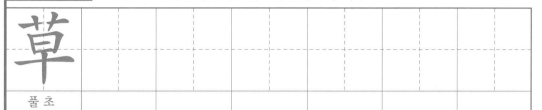

秋	秋季(추계) 秋穀(추곡) 秋霜(추상) 秋夕(추석) 秋收(추수) 秋波(추파) 秋史體(추사체) 秋風落葉(추풍낙엽) 秋享大祭(추향대제)
가을 추	
禾(벼 화) 총 9획	秋秋秋秋秋秋秋秋秋

秋						
가을 추						

春	春季(춘계) 春困(춘곤) 春夢(춘몽) 春秋(춘추) 春風(춘풍) 春窮期(춘궁기) 春府丈(춘부장) 春三月(춘삼월) 春秋服(춘추복) 春秋戰國(춘추전국) 春秋筆法(춘추필법) 春夏秋冬(춘하추동)
봄 춘	
日(날 일) 총 9획	春春春春春春春春春

春						
봄 춘						

出	出家(출가) 出金(출금) 出動(출동) 出生(출생) 出世(출세) 出場(출장) 出發線(출발선) 出生地(출생지) 出入口(출입구) 出入金(출입금) 出嫁外人(출가외인) 出生申告(출생신고) 出血競爭(출혈경쟁)
날 출	
凵(위터진 입 구) 총 5획	出出出出出

出						
날 출						

七	七寶(칠보) 七夕(칠석) 七旬(칠순) 七月(칠월) 七面鳥(칠면조) 七分擣(칠분도) 七去之惡(칠거지악) 七顚八起(칠전팔기) 七縱七擒(칠종칠금)
일곱 칠	
一(한 일) 총 2획	七七

七						
일곱 칠						

土	土工(토공) 土石(토석) 土俗(토속) 土地(토지) 土鐘(토종) 土質(토질) 土産品(토산품) 土着化(토착화) 土木工事(토목공사) 土亭秘訣(토정비결) 土地改革(토지개혁)
흙 토	
土(흙 토) 총 3획	土土土

土						
흙 토						

八	八景(팔경) 八穀(팔곡) 八卦(팔괘) 八旬(팔순) 八字(팔자) 八角亭(팔각정) 八等身(팔등신) 八面體(팔면체) 八道江山(팔도강산) 八方美人(팔방미인) 八字打令(팔자타령)
여덟 팔	
八(여덟 팔) 총 2획	八八

八						
여덟 팔						

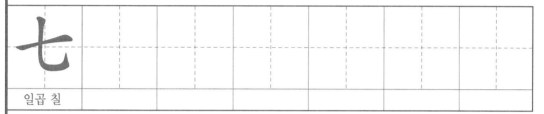

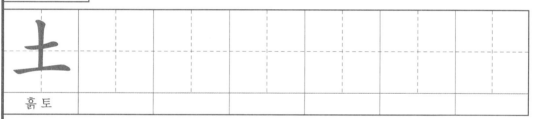

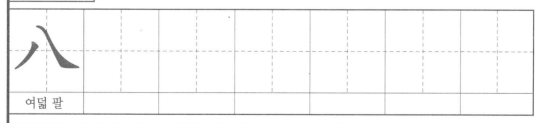

便	便覽(편람) 便利(편리) 便法(편법) 便乘(편승) 便安(편안) 便紙(편지) 便紙紙(편지지) 郵便番號(우편번호)
편할 편	
人(사람 인) 총 9획	便 便 便 便 便 便 便 便 便

便						
편할 편						

平	平年(평년) 平民(평민) 平生(평생) 平安(평안) 平日(평일) 平地(평지) 平年作(평년작) 平常時(평상시) 平準化(평준화) 平行線(평행선) 平價切上(평가절상) 平地風波(평지풍파) 平生敎育(평생교육)
평평할 평	
干(방패 간) 총 5획	平 平 平 平 平

平						
평평할 평						

下	下校(하교) 下命(하명) 下問(하문) 下山(하산) 下午(하오) 下人(하인) 下級生(하급생) 下半身(하반신) 下水道(하수도) 下手人(하수인) 下等動物(하등동물) 下石上臺(하석상대) 下厚上薄(하후상박)
아래 하	
一(한 일) 총 3획	下 下 下

下						
아래 하						

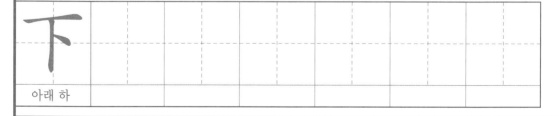

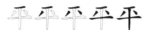

夏

여름 하

夊(천천히 걸을 쇠) 총 10획

夏季(하계) 夏穀(하곡) 夏期(하기) 夏服(하복) 夏節(하절) 夏至(하지)
夏節期(하절기)
夏爐冬扇(하로동선)

夏 夏 夏 夏 夏 夏 夏 夏 夏 夏

夏

여름 하

學

배울 학

子(아들 자) 총 16획

學校(학교) 學內(학내) 學年(학년) 學問(학문) 學生(학생) 學長(학장)
學校長(학교장) 學父母(학부모) 學用品(학용품) 學資金(학자금)
學力考査(학력고사)

學 學 學 學 學 學 學 學 學 學 學 學 學 學 學 學

學

배울 학

漢

한수 한

水(물 수) 총 14획

漢江(한강) 漢文(한문) 漢詩(한시) 漢陽(한양) 漢字(한자)
漢字語(한자어) 漢學者(한학자)
漢江投石(한강투석)

漢 漢 漢 漢 漢 漢 漢 漢 漢 漢 漢 漢 漢 漢

漢

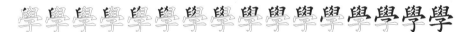

한수 한

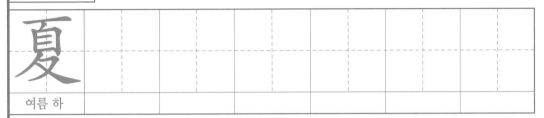

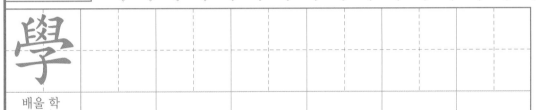

韓
나라 한
韋(다룸가죽 위) 총 17획

韓國(한국) 韓方(한방) 韓服(한복) 韓食(한식) 韓人(한인) 韓紙(한지)
韓國語(한국어) 韓國人(한국인) 韓民族(한민족) 韓半島(한반도)
大韓民國(대한민국)

韓韓韓韓韓韓韓韓韓韓韓韓韓韓韓韓韓

韓						
나라 한						

海
바다 해
水(물 수) 총 10획

海軍(해군) 海女(해녀) 海面(해면) 海物(해물) 海上(해상) 海外(해외)
海棠花(해당화) 海兵隊(해병대) 海產物(해산물) 海水面(해수면)
海軍基地(해군기지) 海洋牧場(해양목장) 海外投資(해외투자)

海海海海海海海海海海

海						
바다 해						

兄
맏 형
儿(어진사람 인) 총 5획

兄夫(형부) 兄嫂(형수)
兄弟間(형제간)
兄弟姉妹(형제자매)

兄兄兄兄兄

兄						
맏 형						

火	火攻(화공) 火氣(화기) 火力(화력) 火木(화목) 火山(화산) 火車(화차) 火山帶(화산대) 火繩銃(화승총) 火藥庫(화약고) 火焰瓶(화염병) 火力電氣(화력전기) 火災保險(화재보험)
불 화	
火(불 화) 총 4획	火火火火

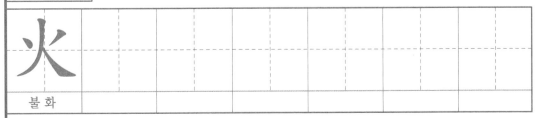

火 불 화

花	花壇(화단) 花瓶(화병) 花盆(화분) 花園(화원) 花草(화초) 花環(화환) 花崗巖(화강암) 花郎徒(화랑도) 花紋席(화문석) 花無十日紅(화무십일홍)
꽃 화	
艸(풀 초) 총 8획	花花花花花花花花

花 꽃 화

話	話法(화법) 話術(화술) 話題(화제) 送話機(송화기) 公衆電話(공중전화)
말씀 화	
言(말씀 언) 총 13획	話話話話話話話話話話話話話

話 말씀 화

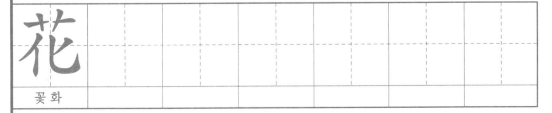

活	活氣(활기) 活動(활동) 活力(활력) 活魚(활어) 活用(활용) 活字(활자) 活動家(활동가) 活動力(활동력) 活性化(활성화) 活火山(활화산) 生活下水(생활하수)
살 활	
水(물 수) 총 9획	活活活活活活活活活

活							
살 활							

孝	孝女(효녀) 孝道(효도) 孝婦(효부) 孝心(효심) 孝子(효자) 孝行(효행) 孝子門(효자문) 孝子德之本(효자덕지본)
효도 효	
子(아들 자) 총 7획	孝孝孝孝孝孝孝

孝							
효도 효							

後	後光(후광) 後記(후기) 後門(후문) 後方(후방) 後世(후세) 後食(후식) 後見人(후견인) 後半期(후반기) 後半戰(후반전) 後三國(후삼국) 後來三杯(후래삼배) 後輪驅動(후륜구동) 後悔莫及(후회막급)
뒤 후	
彳(두인 변) 총 9획	後後後後後後後後後

後							
뒤 후							

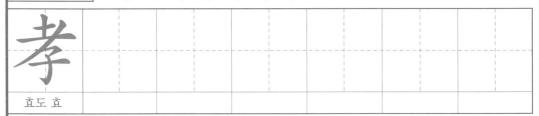

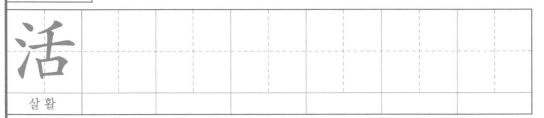

休

쉴 휴

人(사람 인) 총 6획

休暇(휴가) 休刊(휴간) 休校(휴교) 休日(휴일) 休紙(휴지) 休學(휴학)
休憩室(휴게실) 休養地(휴양지) 休戰線(휴전선) 休火山(휴화산)
開店休業(개점휴업)

休休休休休休

休						
쉴 휴						

한자검정시험 7급대비

3장

사자성어

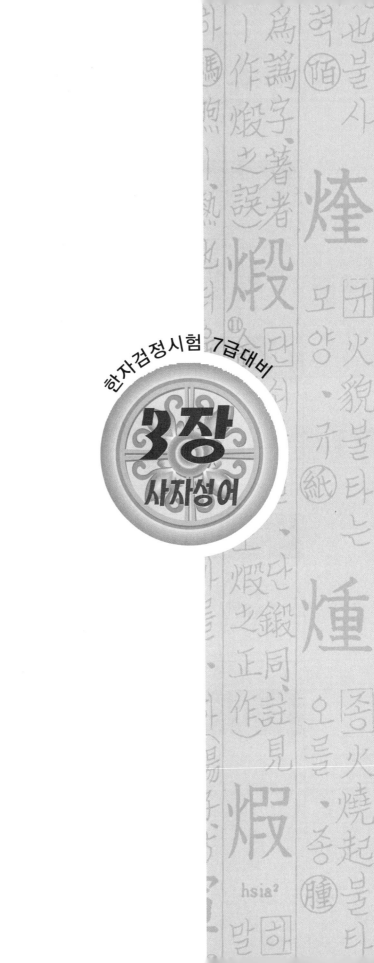

사자성어(四字成語)

國民年金	국민연금	南男北女	남남북녀
사회 보장 제도의 한 가지. 늙거나 병들거나 죽을 때, 정부가 국민에게 주는 돈.		우리 나라에서, 남쪽 지방은 남자가 잘나고, 북쪽 지방은 여자가 아름답다는 말.	

男女老少	남녀노소	男中一色	남중일색
남자와 여자, 늙은이와 젊은이. 곧, 모든 사람.		남자의 얼굴이 썩 뛰어나게 잘생김.	

大明天地	대명천지	大韓民國	대한민국
아주 밝은 세상.		우리 나라의 이름.	

東問西答	동문서답	名山大川	명산대천
묻는말에 당치도 않은 대답을 함.		이름난 산과 큰 내.	

百萬大軍	백만대군	父母兄弟	부모형제
아주 많은 병사로 조직된 군대를 이르는 말.		아버지 · 어머니 · 형 · 아우라는 뜻으로, 가족을 이르는 말.	

不老長生	불로장생	不立文字	불립문자
늙지 않고 오래 삶.		불도의 깨달음은 문자나 말로써 전하는 것이 아니라 마음에서 마음으로 전한다는 뜻.	

四面春風	사면춘풍	四方八方	사방팔방
늘 좋은 얼굴로 남을 대하여 누구에게나 호감을 사는 일.		모든 방향이나 방면.	

四海兄弟	사해형제	山川草木	산천초목
온 천하 사람이 다 형제와 같다는 뜻으로 친밀함을 이르는 말.		산과 내와 풀과 나무. 곧, '자연'을 이르는 말.	

사자성어(四字成語)

三三五五	삼삼오오	上下左右	상하좌우
서넛 또는 대여섯 사람씩 여기저기 무리지어 다니거나 무슨 일을 하는 모양.		위 · 아래 · 왼쪽 · 오른쪽을 이르는 말로, 모든 방향을 이르는 말.	

生年月日	생년월일	世上萬事	세상만사
태어난 해와 달과 날.		세상에서 일어나는 온갖 일.	

十中八九	십중팔구	安心立命	안심입명
열 가운데 여덟이나 아홉이 그러하다는 뜻.		몸을 천명에 맡기고 생사 이해에 당면하여 태연함.	

月下老人	월하노인	二八青春	이팔청춘
부부의 인연을 맺어 준다는 전설상의 노인.		나이가 열여섯 살 가량 된 젊은이.	

人山人海	인산인해	一問一答	일문일답
산과 바다처럼, '많은 사람이 모인 상태'를 이르는 말.		한 번 묻는 데 대해 한번 대답함.	

自問自答	자문자답	自生植物	자생식물
스스로 묻고 스스로 대답함.		산이나 들 또는 강이나 바다에 저절로 나는 식물.	

全心全力	전심전력	全人敎育	전인교육
온 마음과 온 힘.		지식에만 치우친 교육이 아니고, 성격 교육 · 정서 교육 등도 중시하는 교육.	

前後左右	전후좌우	地上天國	지상천국
앞 뒤쪽과 왼쪽과 오른쪽. 곧, 사방.		이 세상에 이룩되는 다시없이 자유롭고 풍족하며 행복한 사회.	

사자성어(四字成語)

天下一色	천하일색
세상에 뛰어난 미인.	

青天白日	청천백일
맑게 갠 대낮.	

草食動物	초식동물
풀을 주식으로 하는 포유 동물을 통틀어 이르는 말.	

春夏秋冬	춘하추동
'봄 · 여름 · 가을 · 겨울'의 4계절을 아울러 이르는 말.	

八道江山	팔도강산
우리 나라의 국토를 이르는 말.	

반대자 익히기

南(남녘 남)	⇔	北(북녘 북)	女(계집 녀)	⇔	男(사내 남)
答(대답 답)	⇔	問(물을 문)	大(큰 대)	⇔	小(작을 소)
東(동녘 동)	⇔	西(서녘 서)	冬(겨울 동)	⇔	夏(여름 하)
母(어미 모)	⇔	父(아비 부)	山(메 산)	⇔	江(강 강)
上(위 상)	⇔	下(아래 하)	先(먼저 선)	⇔	後(뒤 후)
手(손 수)	⇔	足(발 족)	水(물 수)	⇔	火(불 화)
外(바깥 외)	⇔	內(안 내)	右(오른쪽 우)	⇔	左(왼 좌)
入(들 입)	⇔	出(날 출)	前(앞 전)	⇔	後(뒤 후)
弟(아우 제)	⇔	兄(맏 형)	地(땅 지)	⇔	天(하늘 천)
秋(가을 추)	⇔	春(봄 춘)	學(배울 학)	⇔	敎(가르칠 교)

한자검정시험 7급대비

4장

훈음, 독음쓰기

다음 漢字語(한자어)의 訓音(훈음)을 쓰세요.

家(   )
間(   )
工(   )
校(   )
九(   )
國(   )
金(   )
記(   )
男(   )
內(   )
年(   )
答(   )

歌(   )
江(   )
空(   )
教(   )
口(   )
軍(   )
氣(   )
旗(   )
南(   )
女(   )
農(   )
大(   )

家(집 가) 歌(노래 가) 間(사이 간) 江(강 강) 工(장인 공) 空(빌 공) 校(학교 교) 教(가르칠 교)
九(아홉 구) 口(입 구) 國(나라 국) 軍(군사 군) 金(쇠 금) 氣(기운 기) 記(기록할 기) 旗(깃발 기)
男(사내 남) 南(남녘 남) 內(안 내) 女(계집 녀) 年(해 년) 農(농사 농) 答(대답 답) 大(큰 대)

道(　　　　　　)
同(　　　　　　)
洞(　　　　　　)
登(　　　　　　)
力(　　　　　　)
六(　　　　　　)
林(　　　　　　)
萬(　　　　　　)
面(　　　　　　)
命(　　　　　　)
木(　　　　　　)
門(　　　　　　)
物(　　　　　　)

冬(　　　　　　)
東(　　　　　　)
動(　　　　　　)
來(　　　　　　)
老(　　　　　　)
里(　　　　　　)
立(　　　　　　)
每(　　　　　　)
名(　　　　　　)
母(　　　　　　)
文(　　　　　　)
問(　　　　　　)
民(　　　　　　)

정답

道(길 도) 冬(겨울 동) 同(한가지 동) 東(동녘 동) 洞(마을 동) 動(움직일 동) 登(오를 등)
來(올 래) 力(힘 력) 老(늙을 로) 六(여섯 륙) 里(마을 리) 林(수풀 림) 立(설 립) 萬(일만 만)
每(매양 매) 面(얼굴 면) 名(이름 명) 命(목숨 명) 母(어미 모) 木(나무 목) 文(글월 문) 門(문 문)
問(물을 문) 物(만물 물) 民(백성 민)

方(　　　　)	白(　　　　)
百(　　　　)	父(　　　　)
夫(　　　　)	北(　　　　)
不(　　　　)	四(　　　　)
事(　　　　)	山(　　　　)
算(　　　　)	三(　　　　)
上(　　　　)	色(　　　　)
生(　　　　)	西(　　　　)
夕(　　　　)	先(　　　　)
姓(　　　　)	世(　　　　)
小(　　　　)	少(　　　　)
所(　　　　)	水(　　　　)
手(　　　　)	數(　　　　)

정답

方(모 방) 白(흰 백) 百(일백 백) 父(아비 부) 夫(지아비 부) 北(북녘 북) 不(아닐 불) 四(넉 사)
事(일 사) 山(메 산) 算(셈할 산) 三(석 삼) 上(윗 상) 色(빛 색) 生(날 생) 西(서녘 서) 夕(저녁 석)
先(먼저 선) 姓(성씨 성) 世(인간 세) 小(작을 소) 少(적을 소) 所(장소 소) 水(물 수) 手(손 수)
數(셈할 수)

市(　　　　)	時(　　　　)
食(　　　　)	植(　　　　)
室(　　　　)	心(　　　　)
十(　　　　)	安(　　　　)
語(　　　　)	然(　　　　)
五(　　　　)	午(　　　　)
王(　　　　)	外(　　　　)
右(　　　　)	月(　　　　)
有(　　　　)	育(　　　　)
邑(　　　　)	二(　　　　)
人(　　　　)	一(　　　　)
日(　　　　)	入(　　　　)
子(　　　　)	自(　　　　)

정답

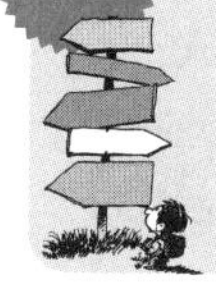

市(저자 시) 時(때 시) 食(먹을 식) 植(심을 식) 室(집 실) 心(마음 심) 十(열 십) 安(편안할 안)
語(말씀 어) 然(그러할 연) 五(다섯 오) 午(낮 오) 王(임금 왕) 外(바깥 외) 右(오른쪽 우) 月(달 월)
有(있을 유) 育(기를 육) 邑(고을 읍) 二(두 이) 人(사람 인) 一(한 일) 日(날 일) 入(들 입) 子(아들 자)
自(스스로 자)

字(　　　　)	長(　　　　)
場(　　　　)	全(　　　　)
前(　　　　)	電(　　　　)
正(　　　　)	弟(　　　　)
祖(　　　　)	足(　　　　)
左(　　　　)	主(　　　　)
住(　　　　)	中(　　　　)
重(　　　　)	地(　　　　)
紙(　　　　)	直(　　　　)
車(　　　　)	川(　　　　)
千(　　　　)	天(　　　　)
靑(　　　　)	草(　　　　)
寸(　　　　)	村(　　　　)

정답

字(글자 자) 長(길 장) 場(마당 장) 全(온전할 전) 前(앞 전) 電(번개 전) 正(바를 정) 弟(아우 제) 祖(조상 조) 足(발 족) 左(왼 좌) 主(주인 주) 住(살 주) 中(가운데 중) 重(무거울 중) 地(땅 지) 紙(종이 지) 直(곧을 직) 車(수레 차) 川(내 천) 千(일천 천) 天(하늘 천) 靑(푸를 청) 草(풀 초) 寸(마디 촌) 村(마을 촌)

秋(　　　　)	春(　　　　)
出(　　　　)	七(　　　　)
土(　　　　)	八(　　　　)
便(　　　　)	平(　　　　)
下(　　　　)	夏(　　　　)
學(　　　　)	漢(　　　　)
韓(　　　　)	海(　　　　)
兄(　　　　)	火(　　　　)
花(　　　　)	話(　　　　)
活(　　　　)	孝(　　　　)
後(　　　　)	休(　　　　)

정답

秋(가을 추) 春(봄 춘) 出(날 출) 七(일곱 칠) 土(흙 토) 八(여덟 팔) 便(편할 편) 平(평평할 평) 下(아래 하) 夏(여름 하) 學(배울 학) 漢(한수 한) 韓(나라 한) 海(바다 해) 兄(맏 형) 火(불 화) 花(꽃 화) 話(말할 화) 活(살 활) 孝(효도 효) 後(뒤 후) 休(쉴 휴)

다음 漢字語(한자어)의 讀音(독음)을 쓰세요.

家口(　　　)　　家內(　　　)

家門(　　　)　　家事(　　　)

家長(　　　)　　家出(　　　)

歌手(　　　)　　間食(　　　)

間紙(　　　)　　江南(　　　)

江北(　　　)　　江山(　　　)

江村(　　　)　　工夫(　　　)

工事(　　　)　　工場(　　　)

工學(　　　)　　空間(　　　)

정답

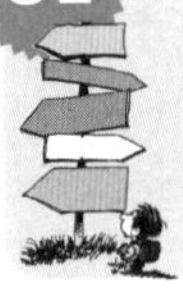

家口(가구) 家內(가내) 家門(가문) 家事(가사) 家長(가장) 家出(가출) 歌手(가수) 間食(간식)
間紙(간지) 江南(강남) 江北(강북) 江山(강산) 江村(강촌) 工夫(공부) 工事(공사) 工場(공장)
工學(공학) 空間(공간)

空氣(　　　)	空軍(　　　)
空洞(　　　)	空白(　　　)
空中(　　　)	校歌(　　　)
校旗(　　　)	校內(　　　)
校名(　　　)	校門(　　　)
校長(　　　)	校正(　　　)
敎大(　　　)	敎生(　　　)
敎室(　　　)	敎育(　　　)
敎人(　　　)	敎場(　　　)
敎主(　　　)	九氣(　　　)

정답

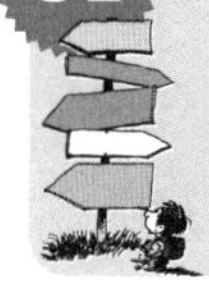

空氣(공기) 空軍(공군) 空洞(공동) 空白(공백) 空中(공중) 校歌(교가) 校旗(교기) 校內(교내)
校名(교명) 校門(교문) 校長(교장) 校正(교정) 敎大(교대) 敎生(교생) 敎室(교실) 敎育(교육)
敎人(교인) 敎場(교장) 敎主(교주) 九氣(구기)

九月(　　　)	九日(　　　)
九天(　　　)	口文(　　　)
口話(　　　)	國家(　　　)
國歌(　　　)	國軍(　　　)
國內(　　　)	國道(　　　)
國旗(　　　)	國力(　　　)
國立(　　　)	國民(　　　)
國事(　　　)	國手(　　　)
國語(　　　)	國王(　　　)
國外(　　　)	國土(　　　)

정답

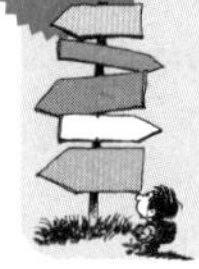

九月(구월) 九日(구일) 九天(구천) 口文(구문) 口話(구화) 國家(국가) 國歌(국가) 國軍(국군)
國內(국내) 國道(국도) 國旗(국기) 國力(국력) 國立(국립) 國民(국민) 國事(국사) 國手(국수)
國語(국어) 國王(국왕) 國外(국외) 國土(국토)

國花(　　　　)	軍歌(　　　　)
軍氣(　　　　)	軍旗(　　　　)
軍民(　　　　)	軍事(　　　　)
軍人(　　　　)	金文(　　　　)
金色(　　　　)	氣道(　　　　)
氣力(　　　　)	氣色(　　　　)
記事(　　　　)	記入(　　　　)
旗手(　　　　)	南國(　　　　)
南方(　　　　)	南北(　　　　)
南山(　　　　)	南村(　　　　)

정답

國花(국화) 軍歌(군가) 軍氣(군기) 軍旗(군기) 軍民(군민) 軍事(군사) 軍人(군인) 金文(금문)
金色(금색) 氣道(기도) 氣力(기력) 氣色(기색) 記事(기사) 記入(기입) 旗手(기수) 南國(남국)
南方(남방) 南北(남북) 南山(남산) 南村(남촌)

南下(　　　)	南韓(　　　)
男子(　　　)	男女(　　　)
男便(　　　)	來世(　　　)
來日(　　　)	來韓(　　　)
內面(　　　)	內室(　　　)
內心(　　　)	內外(　　　)
內海(　　　)	女軍(　　　)
女王(　　　)	女人(　　　)
女子(　　　)	年間(　　　)
年金(　　　)	年內(　　　)

정답

南下(남하) 南韓(남한) 男子(남자) 男女(남녀) 男便(남편) 來世(내세) 來日(내일) 來韓(내한)
內面(내면) 內室(내실) 內心(내심) 內外(내외) 內海(내해) 女軍(여군) 女王(여왕) 女人(여인)
女子(여자) 年間(연간) 年金(연금) 年內(연내)

年來(　　　　)

年老(　　　　)

年中(　　　　)

老母(　　　　)

老人(　　　　)

老兄(　　　　)

老後(　　　　)

農家(　　　　)

農林(　　　　)

農民(　　　　)

農夫(　　　　)

農事(　　　　)

農場(　　　　)

農地(　　　　)

農村(　　　　)

農土(　　　　)

大家(　　　　)

大國(　　　　)

大軍(　　　　)

大氣(　　　　)

정답

年來(연래) 年老(연로) 年中(연중) 老母(노모) 老人(노인) 老兄(노형) 老後(노후) 農家(농가)
農林(농림) 農民(농민) 農夫(농부) 農事(농사) 農場(농장) 農地(농지) 農村(농촌) 農土(농토)
大家(대가) 大國(대국) 大軍(대군) 大氣(대기)

大道(　　　)

大門(　　　)

大小(　　　)

大人(　　　)

大學(　　　)

道民(　　　)

道場(　　　)

同名(　　　)

同生(　　　)

同時(　　　)

大東(　　　)

大事(　　　)

大王(　　　)

大地(　　　)

大海(　　　)

道人(　　　)

同氣(　　　)

同色(　　　)

同數(　　　)

同心(　　　)

정답

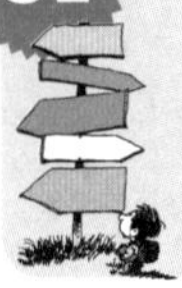

大道(대도) 大東(대동) 大門(대문) 大事(대사) 大小(대소) 大王(대왕) 大人(대인) 大地(대지)
大學(대학) 大海(대해) 道民(도민) 道人(도인) 道場(도장) 同氣(동기) 同名(동명) 同色(동색)
同生(동생) 同數(동수) 同時(동시) 同心(동심)

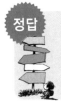

同人(　　　)	同一(　　　)
東洋(　　　)	東海(　　　)
洞口(　　　)	洞里(　　　)
洞民(　　　)	洞長(　　　)
動力(　　　)	動物(　　　)
動作(　　　)	登校(　　　)
登記(　　　)	登山(　　　)
登場(　　　)	來年(　　　)
來世(　　　)	來日(　　　)
來韓(　　　)	力道(　　　)

정답

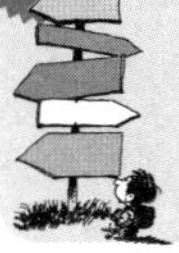

同人(동인) 同一(동일) 東洋(동양) 東海(동해) 洞口(동구) 洞里(동리) 洞民(동민) 洞長(동장)
動力(동력) 動物(동물) 動作(동작) 登校(등교) 登記(등기) 登山(등산) 登場(등장) 來年(내년)
來世(내세) 來日(내일) 來韓(내한) 力道(역도)

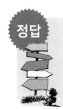

老氣(　　　)	老母(　　　)
老木(　　　)	老後(　　　)
里長(　　　)	立國(　　　)
立冬(　　　)	立地(　　　)
立秋(　　　)	立春(　　　)
萬年(　　　)	萬物(　　　)
萬古(　　　)	萬民(　　　)
萬方(　　　)	萬事(　　　)
萬世(　　　)	萬人(　　　)
萬一(　　　)	萬全(　　　)

정답

老氣(노기) 老母(노모) 老木(노목) 老後(노후) 里長(이장) 立國(입국) 立冬(입동) 立地(입지)
立秋(입추) 立春(입춘) 萬年(만년) 萬物(만물) 萬古(만고) 萬民(만민) 萬方(만방) 萬事(만사)
萬世(만세) 萬人(만인) 萬一(만일) 萬全(만전)

每年(　　　　)	每事(　　　　)
每月(　　　　)	每日(　　　　)
面上(　　　　)	面長(　　　　)
面前(　　　　)	面紙(　　　　)
面會(　　　　)	名家(　　　　)
名答(　　　　)	名門(　　　　)
名物(　　　　)	名山(　　　　)
名色(　　　　)	名人(　　　　)
命中(　　　　)	母校(　　　　)
母國(　　　　)	母女(　　　　)

정답

每年(매년) 每事(매사) 每月(매월) 每日(매일) 面上(면상) 面長(면장) 面前(면전) 面紙(면지)
面會(면회) 名家(명가) 名答(명답) 名門(명문) 名物(명물) 名山(명산) 名色(명색) 名人(명인)
命中(명중) 母校(모교) 母國(모국) 母女(모녀)

母子(　　　　)	木工(　　　　)
木手(　　　　)	木草(　　　　)
木花(　　　　)	文物(　　　　)
文人(　　　　)	文字(　　　　)
文學(　　　　)	門間(　　　　)
門中(　　　　)	門下(　　　　)
問答(　　　　)	問安(　　　　)
物色(　　　　)	物主(　　　　)
民家(　　　　)	民間(　　　　)
民生(　　　　)	民心(　　　　)

정답

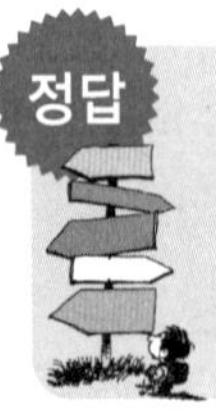

母子(모자) 木工(목공) 木手(목수) 木草(목초) 木花(목화) 文物(문물) 文人(문인) 文字(문자)
文學(문학) 門間(문간) 門中(문중) 門下(문하) 問答(문답) 問安(문안) 物色(물색) 物主(물주)
民家(민가) 民間(민간) 民生(민생) 民心(민심)

方面(　　　　)	方便(　　　　)
白金(　　　　)	白旗(　　　　)
白色(　　　　)	白人(　　　　)
白車(　　　　)	白土(　　　　)
白花(　　　　)	百萬(　　　　)
百方(　　　　)	百姓(　　　　)
百出(　　　　)	便所(　　　　)
父女(　　　　)	父母(　　　　)
父子(　　　　)	夫人(　　　　)
不同(　　　　)	不動(　　　　)

정답

方面(방면) 方便(방편) 白金(백금) 白旗(백기) 白色(백색) 白人(백인) 白車(백차) 白土(백토)
白花(백화) 百萬(백만) 百方(백방) 百姓(백성) 百出(백출) 便所(변소) 父女(부녀) 父母(부모)
父子(부자) 夫人(부인) 不同(부동) 不動(부동)

不正(　　　)

北門(　　　)

北上(　　　)

不安(　　　)

不便(　　　)

不孝(　　　)

四物(　　　)

四足(　　　)

事物(　　　)

事後(　　　)

不足(　　　)

北方(　　　)

北韓(　　　)

不然(　　　)

不平(　　　)

四面(　　　)

四方(　　　)

四寸(　　　)

事前(　　　)

山林(　　　)

정답

不正(부정) 不足(부족) 北門(북문) 北方(북방) 北上(북상) 北韓(북한) 不安(불안) 不然(불연)
不便(불편) 不平(불평) 不孝(불효) 四面(사면) 四物(사물) 四方(사방) 四足(사족) 四寸(사촌)
事物(사물) 事前(사전) 事後(사후) 山林(산림)

山所(　　　　)	山水(　　　　)
山中(　　　　)	山地(　　　　)
山川(　　　　)	山村(　　　　)
算數(　　　　)	算入(　　　　)
算出(　　　　)	三國(　　　　)
三軍(　　　　)	三冬(　　　　)
三面(　　　　)	三月(　　　　)
三寸(　　　　)	上記(　　　　)
上空(　　　　)	上下(　　　　)
色紙(　　　　)	生家(　　　　)

정답

山所(산소) 山水(산수) 山中(산중) 山地(산지) 山川(산천) 山村(산촌) 算數(산수) 算入(산입)
算出(산출) 三國(삼국) 三軍(삼군) 三冬(삼동) 三面(삼면) 三月(삼월) 三寸(삼촌) 上記(상기)
上空(상공) 上下(상하) 色紙(색지) 生家(생가)

生氣(　　　)	生命(　　　)
生母(　　　)	生物(　　　)
生色(　　　)	生水(　　　)
生食(　　　)	生育(　　　)
生日(　　　)	生前(　　　)
生活(　　　)	生後(　　　)
西洋(　　　)	西道(　　　)
西山(　　　)	西海(　　　)
先金(　　　)	先生(　　　)
先祖(　　　)	先後(　　　)

정답

生氣(생기) 生命(생명) 生母(생모) 生物(생물) 生色(생색) 生水(생수) 生食(생식) 生育(생육)
生日(생일) 生前(생전) 生活(생활) 生後(생후) 西洋(서양) 西道(서도) 西山(서산) 西海(서해)
先金(선금) 先生(선생) 先祖(선조) 先後(선후)

姓名(　　　)	世間(　　　)
世上(　　　)	世子(　　　)
世人(　　　)	小農(　　　)
小便(　　　)	小食(　　　)
小心(　　　)	小人(　　　)
小學(　　　)	少女(　　　)
少年(　　　)	少數(　　　)
所長(　　　)	所有(　　　)
所重(　　　)	所出(　　　)
所行(　　　)	水軍(　　　)

정답

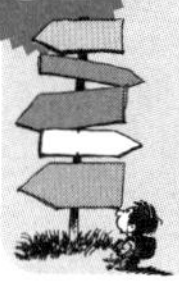

姓名(성명) 世間(세간) 世上(세상) 世子(세자) 世人(세인) 小農(소농) 小便(소변) 小食(소식)
小心(소심) 小人(소인) 小學(소학) 少女(소녀) 少年(소년) 少數(소수) 所長(소장) 所有(소유)
所重(소중) 所出(소출) 所行(소행) 水軍(수군)

水道(　　　)	水力(　　　)
水面(　　　)	水門(　　　)
水上(　　　)	水草(　　　)
水平(　　　)	手記(　　　)
手動(　　　)	手足(　　　)
手中(　　　)	手話(　　　)
數年(　　　)	數千(　　　)
數萬(　　　)	數學(　　　)
市內(　　　)	市道(　　　)
市立(　　　)	市民(　　　)

정답

水道(수도) 水力(수력) 水面(수면) 水門(수문) 水上(수상) 水草(수초) 水平(수평) 手記(수기)
手動(수동) 手足(수족) 手中(수중) 手話(수화) 數年(수년) 數千(수천) 數萬(수만) 數學(수학)
市內(시내) 市道(시도) 市立(시립) 市民(시민)

市外(　　　)	市長(　　　)
市場(　　　)	市中(　　　)
時間(　　　)	時日(　　　)
時事(　　　)	食口(　　　)
食事(　　　)	食水(　　　)
食前(　　　)	食後(　　　)
植木(　　　)	植物(　　　)
室內(　　　)	心氣(　　　)
心算(　　　)	心中(　　　)
十里(　　　)	安心(　　　)

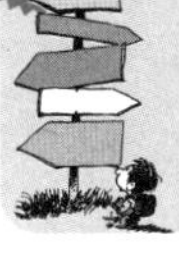

정답

市外(시외) 市長(시장) 市場(시장) 市中(시중) 時間(시간) 時日(시일) 時事(시사) 食口(식구)
食事(식사) 食水(식수) 食前(식전) 食後(식후) 植木(식목) 植物(식물) 室內(실내) 心氣(심기)
心算(심산) 心中(심중) 十里(십리) 安心(안심)

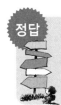

安全(　　　　)	安住(　　　　)
語學(　　　　)	女子(　　　　)
女王(　　　　)	年間(　　　　)
年金(　　　　)	年老(　　　　)
年下(　　　　)	然後(　　　　)
五氣(　　　　)	五色(　　　　)
五月(　　　　)	午前(　　　　)
午後(　　　　)	王家(　　　　)
王國(　　　　)	王道(　　　　)
王命(　　　　)	王室(　　　　)

정답

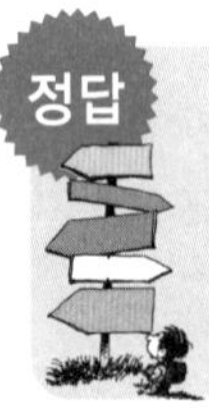

安全(안전) 安住(안주) 語學(어학) 女子(여자) 女王(여왕) 年間(연간) 年金(연금) 年老(연로)
年下(연하) 然後(연후) 五氣(오기) 五色(오색) 五月(오월) 午前(오전) 午後(오후) 王家(왕가)
王國(왕국) 王道(왕도) 王命(왕명) 王室(왕실)

王子(　　　)	外家(　　　)
外國(　　　)	外道(　　　)
外面(　　　)	外食(　　　)
外出(　　　)	右前(　　　)
月間(　　　)	月內(　　　)
月出(　　　)	有力(　　　)
有名(　　　)	育林(　　　)
邑內(　　　)	邑面(　　　)
邑民(　　　)	邑長(　　　)
二重(　　　)	人家(　　　)

정답

王子(왕자) 外家(외가) 外國(외국) 外道(외도) 外面(외면) 外食(외식) 外出(외출) 右前(우전)
月間(월간) 月內(월내) 月出(월출) 有力(유력) 有名(유명) 育林(육림) 邑內(읍내) 邑面(읍면)
邑民(읍민) 邑長(읍장) 二重(이중) 人家(인가)

人間(　　　)	人工(　　　)
人口(　　　)	人氣(　　　)
人道(　　　)	人力(　　　)
人命(　　　)	人物(　　　)
人民(　　　)	人夫(　　　)
人事(　　　)	人生(　　　)
人心(　　　)	人便(　　　)
一家(　　　)	一同(　　　)
一方(　　　)	一生(　　　)
一面(　　　)	日記(　　　)

정답

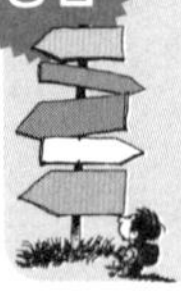

人間(인간) 人工(인공) 人口(인구) 人氣(인기) 人道(인도) 人力(인력) 人命(인명) 人物(인물)
人民(인민) 人夫(인부) 人事(인사) 人生(인생) 人心(인심) 人便(인편) 一家(일가) 一同(일동)
一方(일방) 一生(일생) 一面(일면) 日記(일기)

日氣(　　　　)	日出(　　　　)
入校(　　　　)	入口(　　　　)
入國(　　　　)	入金(　　　　)
入力(　　　　)	入門(　　　　)
入山(　　　　)	入所(　　　　)
入水(　　　　)	入手(　　　　)
入室(　　　　)	入場(　　　　)
入住(　　　　)	入村(　　　　)
入學(　　　　)	子女(　　　　)
子正(　　　　)	自國(　　　　)

정답

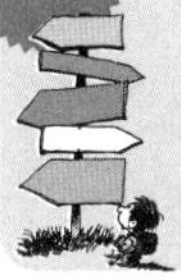

日氣(일기) 日出(일출) 入校(입교) 入國(입국) 入口(입구) 入金(입금) 入力(입력) 入門(입문)
入山(입산) 入所(입소) 入水(입수) 入手(입수) 入室(입실) 入場(입장) 入住(입주) 入村(입촌)
入學(입학) 子女(자녀) 子正(자정) 自國(자국)

自動(　　　)	自力(　　　)
自立(　　　)	自白(　　　)
自生(　　　)	自然(　　　)
自足(　　　)	自重(　　　)
自活(　　　)	字母(　　　)
字數(　　　)	長男(　　　)
長女(　　　)	長老(　　　)
長文(　　　)	長安(　　　)
長足(　　　)	場面(　　　)
場外(　　　)	場所(　　　)

정답

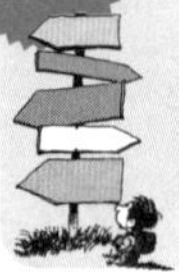

自動(자동) 自力(자력) 自立(자립) 自白(자백) 自生(자생) 自然(자연) 自足(자족) 自重(자중)
自活(자활) 字母(자모) 字數(자수) 長男(장남) 長女(장녀) 長老(장로) 長文(장문) 長安(장안)
長足(장족) 場面(장면) 場外(장외) 場所(장소)

全校(　　　　)

全軍(　　　　)

全文(　　　　)

電工(　　　　)

電力(　　　　)

電車(　　　　)

前方(　　　　)

前後(　　　　)

正道(　　　　)

正門(　　　　)

全國(　　　　)

全力(　　　　)

全面(　　　　)

電氣(　　　　)

電子(　　　　)

電話(　　　　)

前生(　　　　)

正答(　　　　)

正面(　　　　)

正色(　　　　)

정답

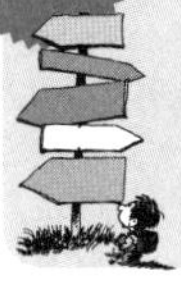

全校(전교) 全國(전국) 全軍(전군) 全力(전력) 全文(전문) 全面(전면) 電工(전공) 電氣(전기)
電力(전력) 電子(전자) 電車(전차) 電話(전화) 前方(전방) 前生(전생) 前後(전후) 正答(정답)
正道(정도) 正面(정면) 正門(정문) 正色(정색)

正午(　　　　)

正字(　　　　)

弟子(　　　　)

祖母(　　　　)

祖上(　　　　)

主動(　　　　)

主文(　　　　)

主人(　　　　)

住所(　　　　)

中國(　　　　)

正月(　　　　)

正直(　　　　)

祖國(　　　　)

祖父(　　　　)

左右(　　　　)

主力(　　　　)

主食(　　　　)

住民(　　　　)

中間(　　　　)

中道(　　　　)

정답

正午(정오) 正月(정월) 正字(정자) 正直(정직) 弟子(제자) 祖國(조국) 祖母(조모) 祖父(조부)
祖上(조상) 左右(좌우) 主動(주동) 主力(주력) 主文(주문) 主食(주식) 主人(주인) 住民(주민)
住所(주소) 中間(중간) 中國(중국) 中道(중도)

中東(　　　　)	中立(　　　　)
中食(　　　　)	中心(　　　　)
重大(　　　　)	重力(　　　　)
地主(　　　　)	地面(　　　　)
地名(　　　　)	地方(　　　　)
地上(　　　　)	地主(　　　　)
地下(　　　　)	紙面(　　　　)
直面(　　　　)	直前(　　　　)
直後(　　　　)	車內(　　　　)
車道(　　　　)	車主(　　　　)

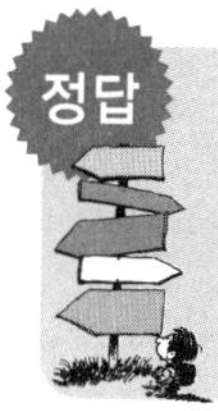

中東(중동) 中立(중립) 中食(중식) 中心(중심) 重大(중대) 重力(중력) 地主(지주) 地面(지면)
地名(지명) 地方(지방) 地上(지상) 地主(지주) 地下(지하) 紙面(지면) 直面(직면) 直前(직전)
直後(직후) 車內(차내) 車道(차도) 車主(차주)

車中(　　　)	車便(　　　)
千年(　　　)	千里(　　　)
天國(　　　)	天氣(　　　)
天命(　　　)	天文(　　　)
天生(　　　)	天心(　　　)
天然(　　　)	天地(　　　)
天下(　　　)	青年(　　　)
青山(　　　)	青色(　　　)
青春(　　　)	草家(　　　)
草木(　　　)	草食(　　　)

정답

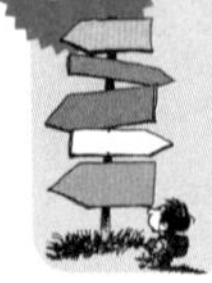

車中(차중) 車便(차편) 千年(천년) 千里(천리) 天國(천국) 天氣(천기) 天命(천명) 天文(천문)
天生(천생) 天心(천심) 天然(천연) 天地(천지) 天下(천하) 青年(청년) 青山(청산) 青色(청색)
青春(청춘) 草家(초가) 草木(초목) 草食(초식)

草地(　　　)	寸數(　　　)
村老(　　　)	村長(　　　)
秋夕(　　　)	春秋(　　　)
出家(　　　)	出金(　　　)
出動(　　　)	出力(　　　)
出生(　　　)	出世(　　　)
出所(　　　)	出場(　　　)
出土(　　　)	七夕(　　　)
七月(　　　)	土工(　　　)
土地(　　　)	八字(　　　)

정답

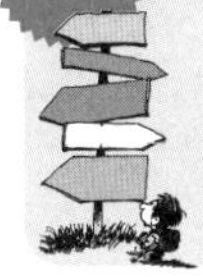

草地(초지) 寸數(촌수) 村老(촌로) 村長(촌장) 秋夕(추석) 春秋(춘추) 出家(출가) 出金(출금)
出動(출동) 出力(출력) 出生(출생) 出世(출세) 出所(출소) 出場(출장) 出土(출토) 七夕(칠석)
七月(칠월) 土工(토공) 土地(토지) 八字(팔자)

便安(　　　)	便紙(　　　)
平年(　　　)	平面(　　　)
平民(　　　)	平生(　　　)
平時(　　　)	平安(　　　)
平日(　　　)	平地(　　　)
下校(　　　)	下女(　　　)
下命(　　　)	下問(　　　)
下山(　　　)	下手(　　　)
下午(　　　)	下人(　　　)
下直(　　　)	下車(　　　)

정답

便安(편안) 便紙(편지) 平年(평년) 平面(평면) 平民(평민) 平生(평생) 平時(평시) 平安(평안)
平日(평일) 平地(평지) 下校(하교) 下女(하녀) 下命(하명) 下問(하문) 下山(하산) 下手(하수)
下午(하오) 下人(하인) 下直(하직) 下車(하차)

學校(　　　)	學內(　　　)
學年(　　　)	學力(　　　)
學問(　　　)	學生(　　　)
學長(　　　)	漢江(　　　)
漢文(　　　)	漢字(　　　)
韓國(　　　)	韓方(　　　)
韓食(　　　)	韓人(　　　)
韓紙(　　　)	海口(　　　)
海軍(　　　)	海女(　　　)
海里(　　　)	海面(　　　)

정답

學校(학교) 學內(학내) 學年(학년) 學力(학력) 學問(학문) 學生(학생) 學長(학장) 漢江(한강)
漢文(한문) 漢字(한자) 韓國(한국) 韓方(한방) 韓食(한식) 韓人(한인) 韓紙(한지) 海口(해구)
海軍(해군) 海女(해녀) 海里(해리) 海面(해면)

海物(　　　)	海上(　　　)
海外(　　　)	海草(　　　)
兄夫(　　　)	兄弟(　　　)
火氣(　　　)	火力(　　　)
火木(　　　)	火山(　　　)
火食(　　　)	火車(　　　)
花草(　　　)	活氣(　　　)
活動(　　　)	活字(　　　)
孝女(　　　)	孝道(　　　)
孝心(　　　)	孝子(　　　)

정답

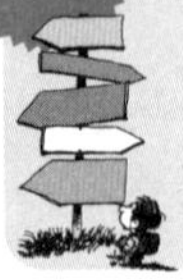

海物(해물) 海上(해상) 海外(해외) 海草(해초) 兄夫(형부) 兄弟(형제) 火氣(화기) 火力(화력)
火木(화목) 火山(화산) 火食(화식) 火車(화차) 花草(화초) 活氣(활기) 活動(활동) 活字(활자)
孝女(효녀) 孝道(효도) 孝心(효심) 孝子(효자)

後記(　　　　)	後面(　　　　)
後門(　　　　)	後方(　　　　)
後世(　　　　)	後食(　　　　)
休校(　　　　)	休日(　　　　)
休紙(　　　　)	休電(　　　　)
休學(　　　　)	

정답

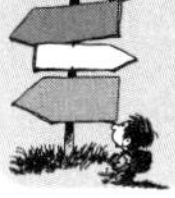

後記(후기) 後面(후면) 後門(후문) 後方(후방) 後世(후세) 後食(후식) 休校(휴교) 休日(휴일)
休紙(휴지) 休電(휴전) 休學(휴학)

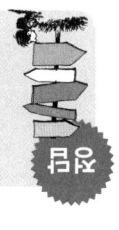

한자검정시험 7급대비

5장

예상문제

다음 漢字語(한자어)의 讀音(독음)을 쓰세요. (1~32)

예) 漢字 : (한자)

1. 民心( )	2. 山水( )	3. 學校( )
4. 海女( )	5. 登山( )	6. 日記( )
7. 中立( )	8. 活動( )	9. 國語( )
10. 長男( )	11. 金色( )	12. 老人( )
13. 大人( )	14. 歌手( )	15. 事物( )
16. 所重( )	17. 物主( )	18. 命中( )
19. 育林( )	20. 立秋( )	21. 漢文( )
22. 出力( )	23. 自然( )	24. 工夫( )
25. 同時( )	26. 里長( )	27. 食口( )
28. 草家( )	29. 軍旗( )	30. 直後( )
31. 兄夫( )	32. 空氣( )	

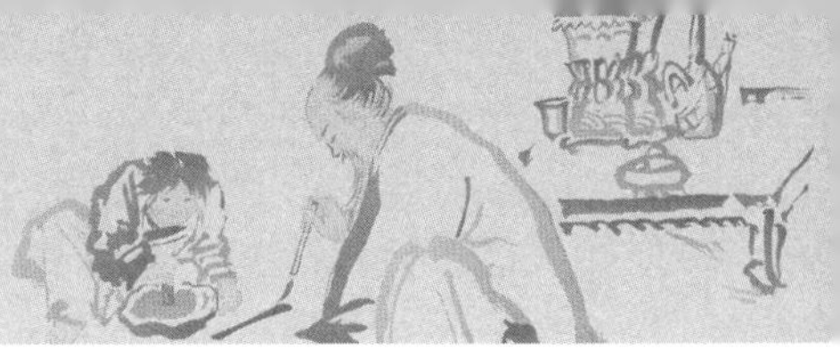

다음 漢字(한자)의 訓(훈)과 音(음)을 쓰세요. (33~51)

예) 字 : (글자 자)

33. 答(　　　　　)　34. 五(　　　　　)　35. 邑(　　　　　)

36. 紙(　　　　　)　37. 洞(　　　　　)　38. 方(　　　　　)

39. 有(　　　　　)　40. 白(　　　　　)　41. 孝(　　　　　)

42. 正(　　　　　)　43. 夕(　　　　　)　44. 植(　　　　　)

45. 間(　　　　　)　46. 先(　　　　　)　47. 出(　　　　　)

48. 前(　　　　　)　49. 花(　　　　　)　50. 日(　　　　　)

51. 心(　　　　　)　52. 物(　　　　　)

다음 漢字語(한자어)의 뜻을 우리말로 쓰세요. (53~54)

53. 車道 : (　　　　　　　　　　　　　　　　　　　)

54. 學生 : (　　　　　　　　　　　　　　　　　　　)

다음 訓(훈)과 音(음)에 맞는 漢字(한자)를 例(예)에서 골라 그 번호를 쓰세요. (54~64)

예) 1. 休 2. 萬 3. 午 4. 手 5. 月 6. 主 7. 語 8. 祖 9.南 10. 入

55. 남녘 남 (　) 56. 손 수 (　) 57. 말씀 어 (　)

58. 일만 만 (　) 59. 들 입 (　) 60. 주인 주 (　)

61. 쉴 휴 (　) 62. 조상 조 (　) 63. 낮 오 (　)

64. 달 월 (　)

다음 漢字(한자)의 상대 또는 반대되는 漢字(한자)를 例(예)에서 골라 그 번호를 쓰세요. (65~66)

예) 1. 教 2. 地 3. 兄 4. 男 5. 後

65. 女 : (　) 66. 天 : (　)

다음 문장에서 밑줄 친 단어의 漢字(한자)를 例(예)에서 골라 그 번호를 쓰세요. (67~68)

예) 1. 世界 2. 生活 3. 每日 4. 主人 5. 校門

67. 재빨리 뛰어들어 주인을 보호하는 경우도 있습니다. (   )

68. 아이들과 늘 함께 생활하며 존경을 받기 때문입니다. (   )

다음 물음에 답하세요. (69~70)

69.

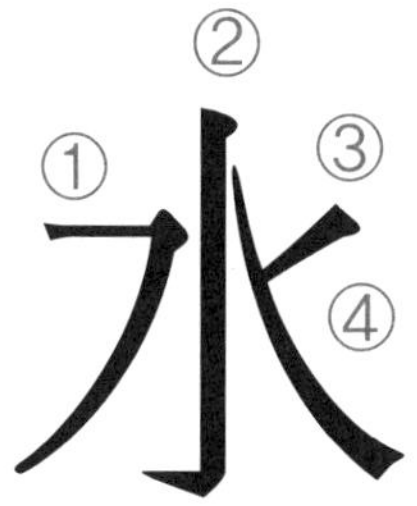

쓰는 순서가 맞는 것을 아래에서 골라 번호를 쓰세요. (   )

1. ① ② ③ ④ 2. ② ① ④ ③
3. ② ① ③ ④ 4. ① ② ④ ③

70.

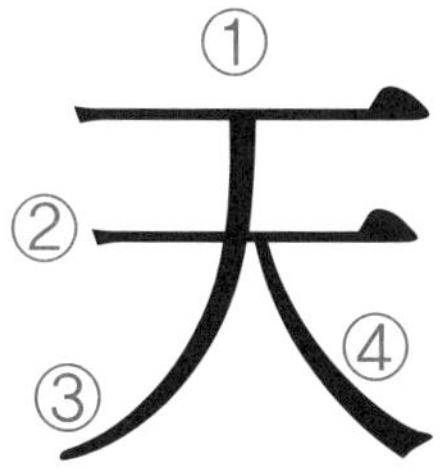

쓰는 순서가 맞는 것을 아래에서 골라 번호를 쓰세요. (   )

1. ③ ④ ① ② 2. ② ③ ④ ①
3. ① ② ③ ④ 4. ② ① ③ ④

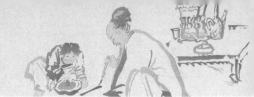

다음 漢字語(한자어)의 讀音(독음)을 쓰세요. (1~32)

예) 漢字 : (한자)

1. 不孝( )	2. 入口( )	3. 物色( )
4. 文字( )	5. 老母( )	6. 每事( )
7. 月間( )	8. 生前( )	9. 數學( )
10. 草食( )	11. 東海( )	12. 育林( )
13. 全國( )	14. 正答( )	15. 死後( )
16. 人物( )	17. 道民( )	18. 木工( )
19. 花草( )	20. 自動( )	21. 夫人( )
22. 弟子( )	23. 電子( )	24. 祖國( )
25. 命中( )	26. 山地( )	27. 百姓( )
28. 植木( )	29. 市場( )	30. 月出( )
31. 人心( )	32. 平時( )	

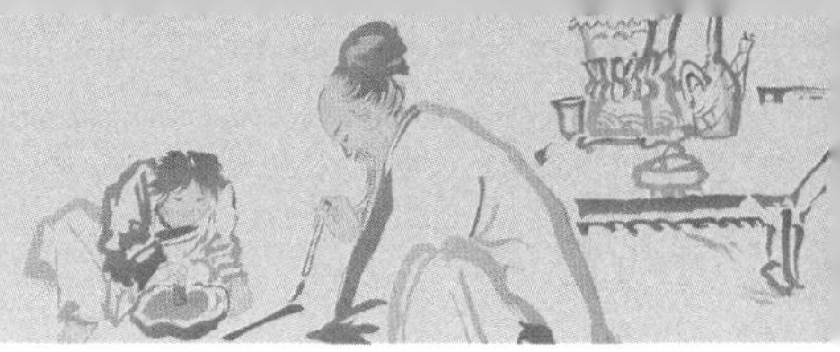

다음 漢字(한자)의 訓(훈)과 音(음)을 쓰세요. (33~51)

예) 字 : (글자 자)

33. 歌(　　　　) 34. 學(　　　　) 35. 事(　　　　)

36. 木(　　　　) 37. 空(　　　　) 38. 然(　　　　)

39. 時(　　　　) 40. 內(　　　　) 41. 場(　　　　)

42. 育(　　　　) 43. 登(　　　　) 44. 靑(　　　　)

45. 自(　　　　) 46. 林(　　　　) 47. 土(　　　　)

48. 川(　　　　) 49. 物(　　　　) 50. 韓(　　　　)

51. 平(　　　　) 52. 北(　　　　)

다음 漢字語(한자어)의 뜻을 우리말로 쓰세요. (53~54)

53. 出入口 : (　　　　　　　　　　　　)

54. 外國語 : (　　　　　　　　　　　　)

다음 訓(훈)과 音(음)에 맞는 漢字(한자)를 例(예)에서 골라 그 번호를 쓰세요. (54~64)

예) 1. 世 2. 冬 3. 里 4. 天 5. 百 6. 色 7. 海 8. 家 9. 草 10. 夕

55. 빛 색 (　　) 56. 하늘 천 (　　) 57. 일백 백 (　　)

58. 마을 리 (　　) 59. 바다 해 (　　) 60. 저녁 석 (　　)

61. 집 가 (　　) 62. 겨울 동 (　　) 63. 풀 초 (　　)

64. 인간 세 (　　)

다음 漢字(한자)의 상대 또는 반대되는 漢字(한자)를 例(예)에서 골라 그 번호를 쓰세요. (65~66)

예) 1. 南 2. 出 3. 下 4. 西 5. 江

65. 入(　　)　　66. 東(　　)

다음 문장에서 밑줄 친 단어의 漢字(한자)를 例(예)에서 골라 그 번호를 쓰세요. (67~68)

예) 1. 自身 2. 電話 3. 同生 4. 農事 5. 自然

67. 네 할머니께서 우리 집에 전화 하셨더라. (　)

68. 그 날부터 원식이는 선생님과 함께 농사일을 도왔습니다. (　)

다음 물음에 답하세요. (69~70)

69.

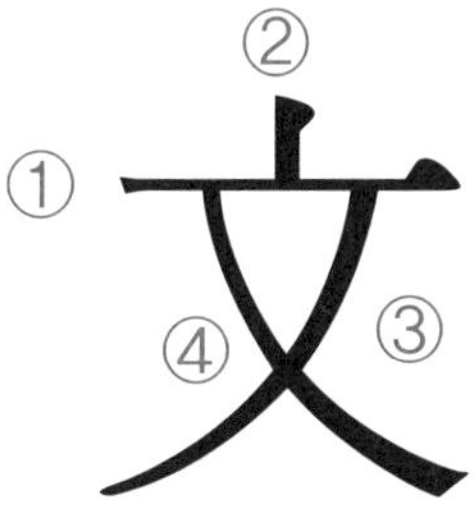

쓰는 순서가 맞는 것을 아래에서 골라 번호를 쓰세요. (　　)

1. ① ② ③ ④　　2. ② ① ④ ③
3. ③ ④ ① ②　　4. ② ① ③ ④

70.

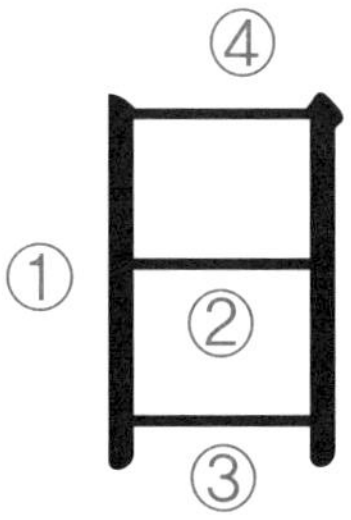

쓰는 순서가 맞는 것을 아래에서 골라 번호를 쓰세요. (　　)

1. ① ④ ② ③　　2. ① ④ ③ ②
3. ④ ① ② ③　　4. ④ ① ③ ②

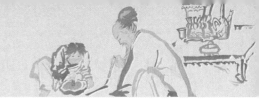

다음 漢字語(한자어)의 讀音(독음)을 쓰세요. (1~32)

예) 漢字 : (한자)

1. 不動(　　)	2. 山林(　　)	3. 休校(　　)
4. 前面(　　)	5. 國民(　　)	6. 生命(　　)
7. 寸數(　　)	8. 出動(　　)	9. 入學(　　)
10. 語學(　　)	11. 每事(　　)	12. 活字(　　)
13. 場外(　　)	14. 道場(　　)	15. 下車(　　)
16. 下人(　　)	17. 電力(　　)	18. 色紙(　　)
19. 所有(　　)	20. 敎室(　　)	21. 正門(　　)
22. 家長(　　)	23. 海物(　　)	24. 大王(　　)
25. 父母(　　)	26. 南下(　　)	27. 生水(　　)
28. 農地(　　)	29. 草食(　　)	30. 老母(　　)
31. 歌手(　　)	32. 父子(　　)	

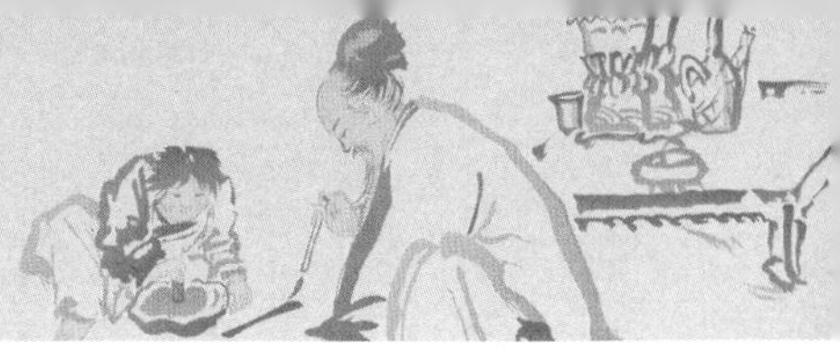

다음 漢字(한자)의 訓(훈)과 音(음)을 쓰세요. (33~51)

예) 字 : (글자 자)

33. 江(　　　　　)　34. 子(　　　　　)　35. 名(　　　　　)

36. 男(　　　　　)　37. 村(　　　　　)　38. 少(　　　　　)

39. 同(　　　　　)　40. 夏(　　　　　)　41. 右(　　　　　)

42. 立(　　　　　)　43. 記(　　　　　)　44. 足(　　　　　)

45. 問(　　　　　)　46. 農(　　　　　)　47. 草(　　　　　)

48. 夫(　　　　　)　49. 動(　　　　　)　50. 後(　　　　　)

51. 上(　　　　　)　52. 老(　　　　　)

다음 漢字語(한자어)의 뜻을 우리말로 쓰세요. (53~54)

53. 出生地 : (　　　　　　　　　　　　　　　　)

54. 學父母 : (　　　　　　　　　　　　　　　　)

다음 訓(훈)과 音(음)에 맞는 漢字(한자)를 例(예)에서 골라 그 번호를 쓰세요. (54~64)

예) 1. 漢 2. 來 3. 工 4. 命 5. 左 6. 活 7. 春 8. 心 9. 氣 10. 直

55. 장인 공 (　) 56. 곧을 직 (　) 57. 살 활 (　)

58. 올 래 (　) 59. 봄 춘 (　) 60. 기운 기 (　)

61. 마음 심 (　) 62. 한수 한 (　) 63. 목숨 명 (　)

64. 왼 좌 (　)

다음 漢字(한자)의 상대 또는 반대되는 漢字(한자)를 例(예)에서 골라 그 번호를 쓰세요. (65~66)

예) 1. 內 2. 足 3. 外 4. 江 5. 下

65. 上(　) 66. 手(　)

다음 문장에서 밑줄 친 단어의 漢字(한자)를 例(예)에서 골라 그 번호를 쓰세요. (67~68)

예) 1. 間食 2. 市場 3. 自然 4. 活氣 5. 外國

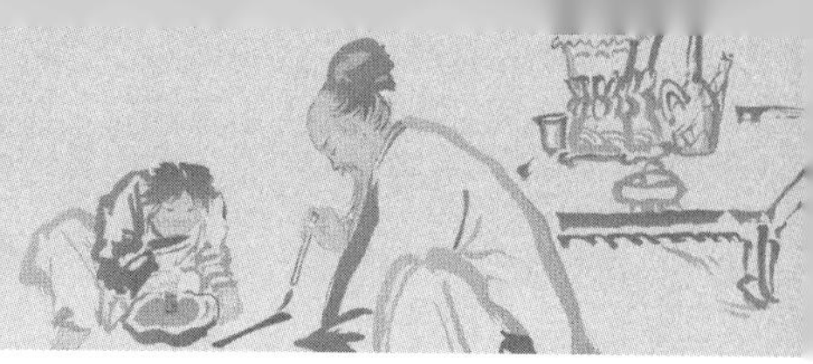

67. 어린이들은 자연 속에서 공부하고 뛰어 놀아야 합니다.

( )

68. 요즘에도 시장에 가면 사 먹을 수 있습니다. ( )

다음 물음에 답하세요. (69~70)

69.

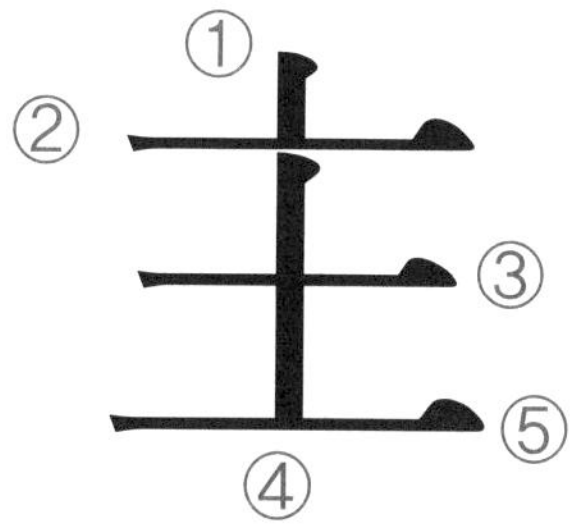

쓰는 순서가 맞는 것을 아래에서 골라 번호를 쓰세요. ( )

1. ① ② ③ ⑤ ④　　2. ② ③ ④ ① ⑤

3. ② ⑤ ③ ④ ①　　4. ① ② ③ ④ ⑤

70.

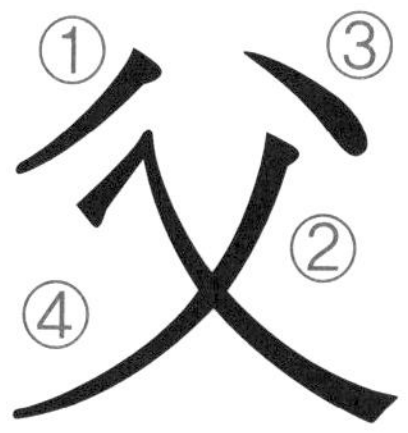

쓰는 순서가 맞는 것을 아래에서 골라 번호를 쓰세요. ( )

1. ① ③ ④ ②　　2. ① ③ ② ④

3. ② ④ ① ③　　4. ④ ② ① ③

정답

1회 예상문제 (정답)

1. 민심	2. 산수	3. 학교	4. 해녀	5. 등산
6. 일기	7. 중립	8. 활동	9. 국어	10. 장남
11. 금색	12. 노인	13. 대인	14. 가수	15. 사물
16. 소중	17. 물주	18. 명중	19. 육림	20. 입추
21. 한문	22. 출력	23. 자연	24. 공부	25. 동시
26. 이장	27. 식구	28. 초가	29. 군기	30. 직후
31. 형부	32. 공기			

33. 대답 답	34. 다섯 오	35. 고을 읍	36. 종이 지
37. 마을 동	38. 모 방	39. 있을 유	40. 흰 백
41. 효도 효	42. 바를 정	43. 저녁 석	44. 심을 식
45. 사이 간	46. 먼저 선	47. 날 출	48. 앞 전
49. 꽃 화	50. 날 일	51. 마음 심	52. 만물 물

53. 차만 다니는 길.

54. 학교에서 공부하는 사람.

55. (9)	56. (4)	57. (7)	58. (2)	59. (10)
60. (6)	61. (1)	62. (8)	63. (3)	64. (5)
65. (4)	66. (2)	67. (4)	68. (2)	
69. (3)	70. (3)			

2회 예상문제 (정답)

1. 불효 2. 입구 3. 물색 4. 문자 5. 노모
6. 매사 7. 월간 8. 생전 9. 수학 10. 초식
11. 동해 12. 육림 13. 전국 14. 정답 15. 사후
16. 인물 17. 도민 18. 목공 19. 화초 20. 자동
21. 부인 22. 제자 23. 전자 24. 조국 25. 명중
26. 산지 27. 백성 28. 식목 29. 시장 30. 월출
31. 인심 32. 평시
33. 노래 가 34. 배울 학 35. 일 사 36. 나무 목
37. 빌 공 38. 그러할 연 39. 때 시 40. 안 내
41. 마당 장 42. 기를 육 43. 오를 등 44. 푸를 청
45. 스스로 자 46. 수풀 림 47. 흙 토 48. 내 천
49. 만물 물 50. 나라 한 51. 평평할 평 52. 북녘 북
53. 나가고 들어가는 곳.
54. 다른 나라의 말.
55. (6) 56. (4) 57. (5) 58. (3) 59. (7)
60. (10) 61. (8) 62. (2) 63. (9) 64. (1)
65. (2) 66. (4) 67. (2) 68. (4)
69. (4) 70. (1)

3회 예상문제 (정답)

1. 부동 2. 산림 3. 휴교 4. 전면 5. 국민
6. 생명 7. 촌수 8. 출동 9. 입학 10. 어학
11. 매사 12. 활자 13. 장외 14. 도장 15. 하차
16. 하인 17. 전력 18. 색지 19. 소유 20. 교실
21. 정문 22. 가장 23. 해물 24. 대왕 25. 부모
26. 남하 27. 생수 28. 농지 29. 초식 30. 노모
31. 가수 32. 부자
33. 강 강 34. 아들 자 35. 이름 명 36. 사내 남
37. 마을 촌 38. 적을 소 39. 한가지 동 40. 여름 하
41. 오른쪽 우 42. 설 립 43. 기록할 기 44. 발 족
45. 물을 문 46. 농사 농 47. 풀 초 48. 지아비 부
49. 움직일 동 50. 뒤 후 51. 위 상 52. 늙을 로
53. 출생한 땅.
54. 학생의 아버지와 어머니.
55. (3) 56. (10) 57. (6) 58. (2) 59. (7)
60. (9) 61. (8) 62. (1) 63. (4) 64. (5)
65. (5) 66. (2) 67. (3) 68. (2)
69. (4) 70. (2)